AF355809

Imprimerie de J. BELIN-LEPRIEUR fils, rue de la Monnaie, 11.

NOUVELLE HYGIÈNE

DE LA BOUCHE

OU

TRAITÉ COMPLET

DES SOINS QU'EXIGENT L'ENTRETIEN DE LA BOUCHE
ET LA CONSERVATION DES DENTS;

Par O^{re} TAVEAU,

MÉDECIN-DENTISTE, REÇU A LA FACULTÉ DE PARIS, MEMBRE DE PLUSIEURS
SOCIÉTÉS SAVANTES NATIONALES ET ÉTRANGÈRES

Je tiens plus à conserver qu'à détruire.

Cinquième Édition,

COMPLÉTEMENT REFONDUE ET CONSIDÉRABLEMENT AUGMENTÉE.

Paris,

LABE, LIBRAIRE-ÉDITEUR,

(Ancienne maison Béchet)
PLACE DE L'ÉCOLE-DE-MÉDECINE, 4;

Chez l'AUTEUR, quai de l'École, 12,

Et chez les principaux libraires.

1843

PRÉFACE.

S'il est une circonstance capable d'imposer à un auteur l'obligation de perfectionner ses ouvrages, c'est bien assurément le succès même qu'ils obtiennent. Or, l'accueil bienveillant qu'ont reçu du public les quatre premières éditions de mon *Hygiène*, et le profit qu'ont su faire de mes idées quelques dentistes qui ont récemment écrit, sont les premiers motifs qui m'ont engagé à publier cette cinquième édition.

Mais j'ai reconnu, d'une part, que la nécessité des soins à l'indication desquels est consacré ce livre, était trop généralement sentie aujourd'hui, et, d'autre part, que notre art avait fait trop de progrès depuis une dizaine d'années, pour que je me crusse obligé de rester renfermé dans le cadre étroit que je m'étais primitivement tracé. Aussi n'ai-je pas craint de donner à quelques-unes des principales questions dont la solution est, pour ainsi dire, la clef des préceptes que j'émets, un développement scientifique convenable.

Mon ouvrage ne s'en adresse pas moins pour cela plus particulièrement aux gens du monde; seulement j'ai voulu prouver aux médecins qui m'honorent de leur confiance en m'adressant leurs clients, que cet écrit, malgré sa destination, était pourtant le fruit d'une étude sérieuse et approfondie de tous les points de la science, et démontrer à mes confrères qu'ils n'auront jamais à se prévaloir contre moi des efforts que je fais pour répandre des connaissances dont le but définitif est de restreindre le champ des opérations auxquelles un grand nombre d'entre eux pensent, bien à tort, que se réduit tout notre art.

En agrandissant mon cadre, j'ai pu d'ailleurs, sans trop m'écarter de mon sujet, aborder certaines questions de pratique sur lesquelles j'ai tout à la fois éclairé le public et tracé aux dentistes des règles d'exécution. C'est ainsi, par exemple, que, pour ce qui a rapport au redressement des dents, dont quelques personnes cherchent aujourd'hui à faire l'objet d'une sorte de spécialité, comme chose nouvelle, j'ai sanctionné tout ce que j'avais anciennement dit à cet égard par des explications qui indiquent d'une manière irréfutable tout ce qu'il est possible d'attendre de nous, en même temps qu'elles marquent le point précis auquel la prudence veut que se bornent nos tentatives, mais que les prétendus novateurs me semblent trop disposés à franchir.

C'est ainsi, également, que j'ai profité de l'occasion que m'offrait l'application des règles de l'hygiène à la conservation de certaines dents cariées susceptibles de servir longtemps encore, pour donner toute la publicité possible soit aux nouveaux principes que j'ai posés pour le plombage des dents, soit aux recherches que j'ai faites pour déterminer le caractère différentiel et, par suite, les divers modes de traitement des douleurs dentaires. Voulant même compléter le plus possible cette édition, j'y ai joint, en lieu opportun, un résumé du mémoire que j'ai publié sur les soins auxquels l'habitude de fumer assujettit : ce mémoire ayant reçu dans le temps l'accueil le plus favorable.

Enfin, si la publication de cette nouvelle édition, sous le format scientifique, éveille la susceptibilité de quelques confrères, j'en appelle aux médecins, à l'approbation desquels j'attache avant tout du prix, et aux personnes éclairées de toutes les conditions, qui tiennent peu à la forme d'un écrit, pourvu que le fond en soit marqué au coin de l'intérêt public.

NOUVELLE
HYGIÈNE DE LA BOUCHE.

INTRODUCTION

ou

DISCOURS PRÉLIMINAIRE

Il est dans l'Hygiène, ou *la science qui traite de la conservation de la santé*, une vérité première et fondamentale ; c'est que les soins que réclament de nous les différentes parties de notre corps doivent être proportionnés au nombre et à l'importance des fonctions confiées aux organes qui les composent: or, il en est peu, sous ce rapport, qui méritent une attention plus soutenue que la bouche.

Siége du goût, c'est elle qui nous fait acquérir la connaissance des qualités sapides
des corps, et nous offre ainsi pour notre conservation, par l'entremise de ce sens précieux,
des avis qui se renouvellent à chaque instant
sous le caractère séduisant du plaisir. Auxi-
liaire indispensable de l'estomac dans l'acte
de la digestion, c'est elle qui fait subir aux
substances étrangères dont nous faisons notre
nourriture habituelle, le premier de ces changements successifs, en vertu desquels elles deviennent pour chaque organe les éléments de
sa nutrition et les matériaux de son accroissement.

Telle est l'importance de la bouche, seulement sous ce double rapport du goût et de la
digestion, que tous les médecins, anciens et
modernes, qui se sont occupés soit de rechercher les rapports qui existent entre la structure des êtres organisés et les phénomènes
dont sont chargés leurs organes, soit de dé-

terminer les conditions sur lesquelles repose chez eux la conservation de la vie, n'ont rien négligé de ce qui pouvait conduire à la connaissance intime de sa composition.

Les poëtes eux-mêmes, dont le génie s'enflamma toujours à l'idée de tout ce qui peut contribuer au bien-être de l'homme, ont chanté les douceurs du goût et les avantages de la mastication ; et si nous consultions l'histoire, nous trouverions que plusieurs peuples ont attaché tant de prix aux fonctions de la bouche, qu'ils ont fait, des précautions desquelles dépend son état de santé, tantôt l'objet de soins légalement obligatoires (1), tantôt le sujet de préceptes religieux (2).

Mais, quelque nécessaire que soit l'intégrité de la bouche pour l'entretien de la vie et la conservation de la santé, tout ce qu'on a pu

(1) Il était défendu, il y a encore peu d'années, aux Turcs de se faire arracher une dent sans l'autorisation expresse d'un officier public.

(2) *Voyez* les lois de Moïse.

faire ou dire à son égard semblerait peut-être exagéré, si cette partie ne procurait encore à l'homme quelque chose de plus que des avantages purement matériels, ou, pour mieux dire, si elle ne contribuait de la manière la plus directe à multiplier les jouissances de son être moral en agrandissant la sphère de sa vie de relation.

La bouche n'est-elle pas en effet le centre et la partie la plus remarquable de la physionomie, ce miroir si rarement trompeur sur lequel viennent se peindre tous les sentiments qui peuvent agiter le cœur humain, ce transparent vivant de l'âme qui tout à coup nous séduit ou inspire de l'aversion.

Faisant de la bouche l'objet d'un culte non moins cruel que ridicule, quelques peuples ont pu, dans cette dépravation du goût qui accompagne l'ignorance et la barbarie, faire subir aux lèvres et aux dents d'horribles mutilations, et outrager ainsi la nature en voulant l'orner. Mais s'il est une vérité qui ne s'est jamais démentie, c'est que tous les peuples civilisés, toutes les nations chez lesquelles la culture des beaux-arts a produit une connaissance intime de l'harmonie qui doit régner dans les formes humaines, et qui amène par suite ce sentiment exquis et délicat du beau, n'ont pas plus varié sur la part que prend une bouche saine et régulière dans la beauté et l'agrément de la physionomie, que sur le genre de soins dont les différentes parties qui la composent sont susceptibles.

A Athènes comme à Rome, et à Paris comme à Athènes, des dents sales, rongées par la carie ou couvertes de tartre, une haleine fétide, ont été des sujets de dégoût et des motifs d'éloignement; tandis qu'il y a deux mille ans comme aujourd'hui, et dans deux mille ans comme demain, des lèvres fraîches, une haleine pure, des dents blanches et régulièrement placées, des gencives vermeilles ont été et seront assurément le plus vanté comme le plus piquant des attraits.

Tels sont même l'impression forte et l'ascendant irrésistible que peut exercer sur nous l'aspect que donnent à la physionomie certaines dispositions de la bouche, que nous nous trouvons quelquefois engagés pour la vie dans des nœuds indissolubles par un seul mouvement des lèvres ou par la toute-puissance d'un sourire. Et, par un contraste frappant, que de personnes, hommes ou femmes, ne doivent qu'à l'aspect désagréable que donne à la figure une bouche négligée, l'éloignement de celles dont elles désiraient l'alliance ou l'amitié!

Les avantages que l'homme retire, dans ses rapports sociaux, de l'intégrité de la bouche, considérée comme partie essentielle de la physionomie, sont donc incontestables; eh bien! ils ne sont rien encore en comparaison de ceux qu'elle lui procure comme organe de l'articulation de la voix, comme instrument de la parole, cette faculté précieuse qui lui fournit les moyens d'exprimer, d'une manière facile, claire et prompte, ses sensations, ses sentiments, ses affections, tout ce qui résulte, en un mot, de l'exercice de ses facultés intellectuelles.

Il n'appartient qu'aux hommes qui, par la nature de leurs fonctions, sont appelés à parler en public, et à convaincre l'esprit de leurs semblables par les charmes entraînants de l'éloquence et les grâces de l'élocution, de sentir tout le prix d'une bouche saine et pure, et les soins, pour ainsi dire religieux, que nous devons apporter à sa conservation.

Interrogeons cet avocat qui, par les ressources de l'art sublime de la parole, maîtrise l'esprit des juges au point d'enchaîner leur raison; cet acteur qui, par les seules inflexions de sa voix, rend tellement sensible la pensée qu'il est chargé d'exprimer qu'il nous arrache malgré nous des larmes ou des soupirs; et cette actrice, enfin, dont la voix pure et sonore produit ces sons harmonieux dont le charme entraînant nous subjugue et nous enivre; tous nous diront que la bouche est l'instrument de tant de prestiges, et que, sans les soins qu'ils prennent de conserver leurs dents ou de masquer leurs imperfections par quelque secret de notre art, leur voix ne serait, dans bien des cas, qu'un sifflement continuel, et souvent même un glapissement obscur.

Le grand nombre et surtout la nature particulière des usages de la bouche, démontrent donc assez clairement toute l'importance de l'étude des maladies qui peuvent affecter les parties qui la composent, et justifient assez l'opinion des médecins qui, de temps immémorial, ont établi la nécessité de faire de ces maladies l'objet d'un art essentiellement distinct des autres branches de la médecine, sinon dans son étude, du moins dans sa pratique.

Cet art, malheureusement, après avoir été connu et cultivé avec succès par les anciens, resta pendant plusieurs siècles plongé dans le plus profond oubli, et il ne sortit de cet oubli que pour être exploité par les mains avides de l'empirisme le plus aveugle et du plus honteux charlatanisme; état affligeant dont les travaux de Fauchard, de Bunon, de Bourdet, de Jourdain et de quelques autres hommes recommandables, ne l'ont enfin arraché qu'avec peine sur la fin du siècle dernier.

Depuis cette époque, la médecine dentaire, se ressentant de l'heureuse impulsion que l'esprit investigateur de notre siècle a imprimée à toutes les parties de l'art de guérir, et trouvant surtout un puissant motif d'émulation dans le prix que les progrès toujours croissants du luxe nous portent à attacher à tout ce qui peut relever l'éclat de la beauté, s'est enrichie de nouvelles découvertes et a fourni matière à plusieurs ouvrages.

Mais il est juste de le reconnaître, et il faut le dire, la plupart de ces ouvrages ne représentent notre art que comme un art purement mécanique, dont le principal mérite est d'exercer sur les dents quelque opération minutieuse, ou d'appliquer dans la bouche quelques *pièces* artificielles, et qui croirait déroger s'il s'occupait un instant de conserver la bouche intègre en prévenant ses maladies.

Aussi tous ceux qui, se destinant à cet art, prennent ces ouvrages pour guides, se trouvent naturellement détournés de l'étude de la physiologie et de l'hygiène générales, sans lesquelles le dentiste, quelque adroit qu'il soit, ne sera pourtant jamais qu'un praticien borné et servilement assujetti aux opérations de la main, qu'un artisan exercé qui opère machinalement, et dont le défaut sera d'être toujours trop prêt à opérer.

Vérité incontestable, mais que semblent avoir méconnue soit Maury, qui, dans son

Traité complet de l'Art du Dentiste, ouvrage d'ailleurs remarquable sous le rapport du nombre et de la division des matières qu'il renferme, accorde à peine quelques pages à l'*hygiène de la bouche* ; soit M. Lefoulon, qui, dans un ouvrage tout récent, 1841, s'en tient au sujet de l'hygiène à des préceptes pour la plupart d'une effrayante banalité.

Convaincu par expérience que l'inconvénient le plus commun des opérations faites dans la bouche était souvent d'être trop tardives, et que les personnes qui les subissent n'en recevaient par conséquent dans bien des cas qu'un soulagement passager, j'ai reconnu qu'on avait jusqu'ici beaucoup trop négligé de remonter à la cause des maladies des dents, et je résolus de donner aux moyens de conserver ces précieux organes la même attention que tant d'autres ont accordée à la manière de les arracher ou de les remplacer.

Mon intention n'était d'abord que de pu-

blier le résultat de quelques observations particulières et de quelques recherches que j'avais
faites sur la conservation des dents; mais plus
j'approfondissais le sujet, plus j'entrevoyais
l'immensité du champ qu'il me donnait à parcourir; car je restai bientôt persuadé que pour
traiter convenablement l'hygiène de la bouche, il fallait nécessairement franchir les
bornes que les usages ont assignées au dentiste dans l'étude de la médecine, c'est-à-dire
étudier tous les points de l'hygiène en général
avec une égale attention, pour appliquer ensuite spécialement à la bouche les principes
de cette science toute entière.

Sans doute en entreprenant la tâche que je
me suis imposée, je ne me suis point fait illusion sur la difficulté de son exécution, et je ne
me suis point dissimulé les critiques auxquelles elle pourra donner lieu de la part de quelques dentistes qui croiront à tort les intérêts
de notre art compromis. Mais ne serai-je pas

suffisamment dédommagé de mes peines si, en développant les soins sur lesquels reposent, à toutes les époques de la vie, l'entretien de la bouche et la conservation des dents, et en le faisant d'une manière tellement claire que tout le monde puisse les appliquer à soi-même, je parviens à rendre inutile le ministère effroyable de tant de charlatans dont les manœuvres honteuses tendent à faire croire que notre art ne consiste qu'en un tissu d'actions fallacieuses, quand il ne se montre pas disposé à appliquer sur les dents quelque instrument de douleur !

Je sais que l'idée d'enseigner pour ainsi dire à tout le monde l'art de conserver des dents saines et belles jusqu'à une extrême vieillesse n'est pas une idée entièrement nouvelle; mais cette idée me semble n'avoir été nulle part développée convenablement pour procurer tout le bien qu'on est en droit d'en attendre.

Me citerait-on l'ouvrage que M. Duval a publié sous ce titre : *Le Dentiste de la Jeunesse?* Je reconnaîtrais que cet ouvrage, de même que toutes les autres productions de cet illustre maître, renferme des choses précieuses, et offre un tableau assez complet de l'éruption des dents et des soins qui peuvent la rendre régulière; mais il est juste de convenir que le caractère littéraire y domine trop, et que les préceptes d'hygiène s'y trouvent ensevelis sous une foule de vers ou de citations, du milieu desquels peu de personnes étrangères à l'art ont eu le courage de les arracher.

Quant au *Dentiste des Dames*, de M. Lemaire, cet ouvrage a pu séduire par son titre et sa forme; mais aussitôt qu'on l'eût quelque peu examiné, on reconnut qu'il fourmillait de digressions étrangères au sujet, et on blâma ouvertement ce ton de prétention et d'afféterie, et ce style ampoulé qu'on y remarque d'un bout à l'autre. Si on veut, si on exige même aujourd'hui que les sciences ou les arts utiles trouvent un langage qui rende leur étude accessible à tout le monde, on veut aussi qu'on les fasse s'exprimer avec grâce et clarté, et non en phrases romantiques ou en style de madrigal.

Quoi qu'il en soit, d'ailleurs, du mérite de ces ouvrages, ils ont pu suffire pour l'époque où ils ont paru ; mais les progrès tout récents de l'art si important de conserver la santé permettent, aujourd'hui, de remonter plus directement à la source de toutes les maladies des dents, et les besoins de la société exigent en même temps sur chacun des principaux points de cette science un travail aussi précis dans son plan que simple dans son exécution, et dégagé, avant tout, autant que possible, des termes scientifiques qui en rendraient la lecture difficile aux personnes étrangères à la médecine.

Aujourd'hui la bouche est généralement

regardée comme l'indice de la propreté ou de la négligence, et à cet égard un œil un peu scrutateur juge sévèrement. Telle est même l'opinion commune qu'on a de la malpropreté de la bouche, qu'on se surprend quelquefois à faire aux autres des reproches qu'on mérite soi-même.

On commence aussi à comprendre que, puisque de toutes les douleurs auxquelles les maladies assujettissent l'homme, il n'en est point qui soient plus insupportables que celles qui résultent de certaines affections des dents, on devient coupable envers soi-même, et blâmable aux yeux de tous, de ne pas chercher de bonne heure à se mettre à l'abri de tant de maux par des soins de propreté ou par les secours d'un art qui, consulté à temps, peut prévenir des accidents fâcheux.

Ce que la crainte de la douleur a commencé, le désir de se conformer à un luxe naturel et bien entendu l'achèvera ; peut-être même ne sommes-nous pas loin du moment où chacun de nous craindra l'application de cette idée forte, mais juste, de Lavater : *Celui qui n'a pas soin de ses dents trahit, par cette négligence, des sentiments ignobles.*

Ce sont les femmes principalement, dont la destinée tout entière est de plaire et de charmer ; elles qui n'ont pas dans la vie un seul désir, un seul besoin qui ne se rattache à l'envie de nous séduire et de mériter nos hommages ; ce sont les femmes, dis-je, qui commencent à sentir tout le prix qu'il faut attacher à la conservation de leurs dents. Elles s'aperçoivent plus que jamais qu'une femme est rarement laide avec de jolies dents, tandis qu'il lui est impossible, même avec les plus jolis traits du monde, d'offrir l'aspect de la beauté, si sa bouche renferme des dents dont la carie se dispute les derniers vestiges ; et elles reconnaissent enfin qu'il n'est point de parure si brillante qui puisse faire oublier leur perte.

Jaloux de seconder ce désir bien louable qu'elles montrent de briller par des attraits naturels, j'écris surtout pour elles, et je leur dédie mon ouvrage. Quelque soin que j'aie pris à le rendre à la fois plus clair et plus concis, il est imparfait sans doute ; mais, tel qu'il est, je le crois susceptible de produire quelque bien, et par conséquent je ne pense pas qu'il soit tout à fait indigne de leur suffrage. Qu'elles consacrent à sa lecture une légère partie du temps qu'un grand nombre d'entre elles donnent à de frivoles occupations, et peut-être que toutes celles qui l'auront médité et auront fait sur elles-mêmes, et surtout sur leurs enfants, l'application des principes qu'il renferme, applaudissant aux vues qui l'ont dicté, le mettront au nombre des livres dont doit se composer la bibliothèque d'une mère de famille et d'une maîtresse de pension.

Platon veut qu'on instruise les femmes,

parce qu'elles ont une grande influence sur la constitution physique et morale de l'homme, et par suite sur le sort des nations. Mais quelle science importe-t-il donc alors le plus de leur apprendre que celle de conserver et de bien élever leurs enfants? Car, j'en appelle ici au témoignage de la plupart des mères, en est-il une seule qui, en voyant le fruit de ses amours traîner une existence douloureuse, n'échangeât mille fois l'éclat que peuvent jeter sur elle les arts d'agrément dont l'étude a occupé toute sa jeunesse, contre le bonheur si doux de connaître par quels moyens elle aurait pu préserver son enfant de la douleur?

C'est donc au philosophe moraliste à déployer toutes les ressources de l'éloquence pour exciter l'enthousiasme maternel ; mais c'est aux médecins, aux médecins seuls, chacun en ce qui le concerne plus particulièrement, à se charger du soin de diriger convenablement cet enthousiasme.

Le désir de remplir une aussi noble tâche a guidé ma plume. Puissé-je donc ne pas être trompé dans l'espérance flatteuse que j'ai d'être utile à tout le monde , et je jouirai d'un bonheur que ne saurait affaiblir ni le souvenir de quelques peines, ni la crainte de la critique, à laquelle s'expose tout homme que l'amour du bien porte à restreindre le domaine de l'erreur ou l'empire des préjugés !

CHAPITRE PREMIER.

DE LA NATURE INTIME DES DENTS, DE LEURS CARACTÈRES PHYSIQUES, ET DE LEUR IMPORTANCE FONCTIONNELLE.

Si nous donnons des noms à toutes les choses dont nous avons une opinion exacte, il s'en faut malheureusement de beaucoup que nous ayons une notion bien précise de toutes celles auxquelles nous sommes obligés de donner des noms. Les dents en sont une preuve. Nous savons bien que par le mot *dents*, nous voulons désigner des corps durs qui, placés à l'entrée de la bouche, servent à saisir et à diviser les substances alimentaires; mais quelle est la nature de ces corps?

Les personnes étrangères à la science ne doutent pas assurément, à la multitude d'écrits dont les dents sont devenues le sujet, que nous n'ayons une réponse bien claire et bien catégorique à faire à cette question; et cependant rien n'est moins vrai.

Les unes, s'en **rapportant** avant tout à la dureté, à l'apparence extérieure et à la composition intime des dents, les ont tout simplement assimilées aux os et les ont par conséquent regardées comme parties intégrantes du squelette; les autres, au contraire, guidées par des vues en apparence plus larges, ont remonté directement à leur mode de développement, et ont conclu, de ce que ce développement était analogue à celui des productions épidermiques, qu'on devait nécessairement les ranger parmi les poils, les ongles et les cornes.

Ces deux opinions, n'en déplaise à leurs partisans réciproques, me semblent sinon tout aussi peu fondées, du moins tout aussi contestables l'une que l'autre; car si, d'une part, les dents diffèrent des os en ce sens qu'elles sont placées extérieurement, qu'elles sont recouvertes non d'une enveloppe celluleuse comme le périoste, mais d'une couche vitreuse qui est l'émail; d'un autre côté aussi, leur accroissement est borné dans la plupart des espèces, et non pas indéfini comme celui des poils et des ongles ; leur composition chimique se rapproche infiniment plus de celle des os que de ces derniers corps, et leurs maladies, ce qui est de la plus haute importance pour nous, sont absolument semblables à celles dont se trouvent affectés les os.

Concluons donc, quoi qu'en aient dit Aristote et tous ceux qui après lui ont voulu faire de la science, que les dents forment dans l'économie un système à part qui se rapproche pour le moins autant des os que de tous autres, et que ce que nous avons de mieux à faire, c'est de les désigner par la dénomination un peu évasive d'*ostéides*, et de les regarder chez l'homme comme les principaux agents de la mastication.

Mais, si nous avons du doute sur la nature intime des dents et sur la véritable place que leur assigne cette nature dans l'organisme, ce que nous ne pouvons méconnaître c'est que, dans aucune autre espèce, elles ne sont disposées avec plus de grâce et de régularité que dans la nôtre. Formant au pourtour de chaque mâchoire une arcade parabolique qui représente chez l'enfant un demi-cercle, et chez l'adulte un ovale dont la grosse moitié serait en haut et la petite en bas, elles ne laissent aucun intervalle entre elles, comme on le voit chez la plupart des mammifères, ne se débordent extérieurement en aucun point et affectent une direction sensiblement verticale.

Au nombre de trente-deux, comme tout le monde le sait, dont seize à chaque mâchoire, les dents ont été divisées en trois ordres qui ont reçu chacun des noms déduits de leurs formes et de leurs usages apparents.

Les antérieures, tant en haut qu'en bas, au nombre de quatre, deux de chaque côté, dont une centrale et une latérale, ont reçu le nom de *cunéiformes*, à cause de leur ressemblance avec un coin, et celui d'*incisives*, parce que par leur bord tranchant elle servent à couper et à diviser les aliments.

Les moyennes, au nombre de deux seulement, une de chaque côté, ont été nommées *canines*, parce qu'elles se terminent un peu en pointes comme celles des chiens, et *laniaires*, par rapport à la facilité avec laquelle leur forme pointue fait supposer qu'elles doivent déchirer les corps soumis à leur action; de ces deux, les supérieures, les plus longues de toutes et les plus solidement implantées dans les mâchoires, sont vulgairement appelées *œillères*, à cause de leur position relativement à l'œil, avec lequel il est important de noter qu'elles n'ont absolument rien de commun.

Enfin les postérieures, au nombre de dix, cinq de chaque côté, ont été désignées par la dénomination de *molaires* ou *mâchelières*, parce qu'elles ont une forme tuberculeuse mais inégalement aplatie sur leur sommet, et qu'elles servent à broyer, à triturer, en un mot à mâcher les aliments; les deux premières, moins fortes, sont appelées *petites molaires*; les trois autres, *grosses molaires*, dont la dernière est *la dent de sagesse* qui termine en arrière l'arcade dentaire dont elle forme l'extrémité.

Cette diversité de formes dans les dents est devenue pour les physiologistes, pour ceux surtout qui ont particulièrement dirigé leurs vues vers l'étude des causes premières, le sujet d'une question dont la solution, pour paraître simple au premier abord, n'en a pas moins excité la sagacité de plusieurs d'entre eux. Cette question est celle qui a rapport au genre d'aliments dont la nature a voulu que nous fissions notre nourriture habituelle. Tous, retrouvant la bouche de l'homme armée de dents appartenant pour leurs formes aux différentes espèces d'animaux, tant à ceux qui se nourrissent de substances herbacées ou de grains, qu'à ceux qui ne vivent que de matières animales, ont bien conclu qu'il était essentiellement *omnivore;* mais ils sont loin d'être d'accord sur la part relative que chacun des deux ordres de substances nutritives devait prendre à son alimentation.

Quelques-uns, heureusement en très petit nombre, formulant leur opinion à cet égard moins sur les caractères anatomiques des dents que sur l'énergie des puissances musculaires qui font mouvoir les mâchoires qu'elles garnissent, et trouvant ces puissances aussi développées chez nous que chez certains carnassiers, en ont conclu que nous étions plus *carnivores* qu'*herbivores*.

D'autres, au contraire, ne retrouvant pas dans les dents canines les formes acérées qui leur seraient nécessaires si elles étaient destinées à déchirer de la chair, et ne pouvant concilier l'intelligence de l'homme avec l'idée de la destruction, ont cru pouvoir soutenir que nous étions plutôt herbivores, et en ont donné pour preuve l'exemple de quelques sectes philosophiques qui avaient vécu et qui vivent encore dans une privation complète de viande.

Tous nous semblent s'être trompés, et cela pour ne pas avoir fait entrer comme élément essentiel dans la solution de la question les mains de l'homme qui sont là pour lui fournir ses aliments et ne laissent pas à ses dents le soin de les choisir. Supposons, en effet, un instant l'homme réduit à s'approprier ses aliments par le seul moyen de ses dents; est-ce avec la coupe perpendiculaire de sa face, la saillie de son nez, la proéminence de ses joues qu'il pourrait couper les végétaux nécessaires à sa nourriture? non ; pas plus qu'avec ses prétendues dents *canines* il ne pourrait déchirer de la chair, puisqu'elles sont plus arrondies à leur sommet que pointues, et qu'elles ne dépassent pas sensiblement les autres dents.

Concluons donc que la forme des dents de l'homme n'est pas suffisante pour décider s'il doit choisir ses aliments plutôt parmi les substances animales que parmi les végétales ; il trouve dans son instinct une détermination qui le porte à se nourrir à peu près également des unes et des autres, dans son intelligence les moyens de se les approprier, dans ses mains les instruments nécessaires pour leur faire subir les préparations convenables et les présenter à sa bouche, et dans ses dents des moyens infinis de division qui les rendent assimilables à sa propre nature.

Mais si les dents de l'homme ne semblent pas faites primitivement plutôt pour un genre de nourriture que pour un autre, convenons que, chez aucun animal, la nature n'a combiné l'appareil dentaire avec autant d'art pour rendre son action parfaite sur les aliments une fois introduits dans la bouche. Soumis d'abord à l'action soit des *incisives* qui, tranchantes par leurs bords et se rencontrant à la manière des branches de ciseaux, les divisent en les coupant, soit des *canines* qui , plus aiguës et moins éloignées de la puissance par laquelle se meut la mâchoire inférieure sur la supérieure, les déchirent, ils sont bientôt conduits au fond de la bouche et soumis aux *molaires* dont la couronne large et munie d'aspérités les retient longtemps comme entre des meules chargées d'en opérer la trituration.

Une fois que les aliments, par une première division, sont réduits à la ténuité convenable, ils sont successivement ramenés par les mouvements combinés de la langue, des lèvres et de toutes les parois mobiles de la bouche, des molaires aux canines, des canines aux incisives, et soumises tour à tour à une pression verticale et à un frottement horizontal. Ce travail est d'autant mieux exécuté que, par l'effet d'une admirable combinaison , les dents des deux mâchoires ne se correspondent pas exactement ; toutes les supérieures, qui sont généralement un peu plus volumineuses , surtout en avant, croisent en dehors la direction des inférieures, de manière à établir non pas un simple contact, mais un véritable engrènement.

Nous n'avons examiné jusqu'ici les dents que dans leur principale fonction, c'est-à-dire que comme les instruments de la mastication; mais là ne se borne pas leur rôle, puisqu'elles ont encore une influence très marquée sur l'articulation pure et nette des sons. Le seul moyen d'apprécier convenablement cette influence, c'est de remarquer ce qui se passe soit quand la perte des dents est partielle ou générale, soit quand elle affecte la mâchoire supérieure plutôt que l'inférieure.

Un individu a-t-il perdu, par exemple, les incisives centrales d'en haut, la colonne d'air transformée en voix par son passage dans le larynx, ne trouvant plus sur le devant de la bouche les corps sonores chargés de la modifier, il ne peut plus prononcer convenablement les syllabes dentales qui prennent dans sa bouche l'accent des labiales et dégénèrent même quelquefois en un véritable sifflement.

Ces mêmes dents manquent-elles, au contraire, en bas, les consonnes dites gutturales, comme le G, prennent le son du CH et rendent le langage horriblement diffus.

Les choses sont malheureusement bien autrement graves, sous ce rapport, quand la perte des dents est complète, surtout à la mâchoire supérieure. Le bord alvéolaire s'étant alors affaissé, le palais perd nécessairement la plus grande partie de sa concavité et le timbre de la voix devient sourd et guttural ; car personne ne doute aujourd'hui que la résonnance et l'éclat de la voix ne soient en raison directe du développement et de la profondeur de la voûte palatine. Si la perte affecte la mâchoire inférieure, cet os, s'avançant alors au devant de la mâchoire supérieure, arrête brusquement la colonne d'air qui s'échappe de la bouche, la réfléchit de bas en haut, et altère étrangement la prononciation.

Ajoutons à cela le crachement continuel auquel sont exposées en parlant les personnes qui ont perdu en tout ou en partie leurs dents, et nous aurons l'ensemble des inconvénients que cette perte entraîne sous le seul point de vue de la parole, sans compter, par conséquent, le tort que cette déperditon continuelle de salive fait à la digestibilité des aliments et par suite à leur assimilation au reste de l'économie.

Enfin, c'est encore en examinant l'influence qu'exerce la perte des dents sur l'expression de la physionomie que nous pouvons déterminer rigoureusement et apprécier à sa juste valeur leur importance à cet égard. Or, il en est ici comme au sujet de l'articulation des sons, cette influence est variable suivant que la perte est partielle ou générale, ou bien qu'elle affecte soit la mâchoire supérieure, soit l'inférieure.

Cette perte porte-t-elle, par exemple, sur les huit dents antérieures de la mâchoire inférieure, la lèvre qui recouvrait ces dents, ne trouvant plus en elles son point d'appui habituel, se renfonce en suivant le retrait des alvéoles qui se fait, non pas immédiatement sur le cercle maxillaire, mais en dedans. Le menton devient alors saillant. Si la perte survient à la mâchoire supérieure, la lèvre d'en haut, suivant alors le même retrait que celle d'en bas, sans que les joues s'aplatissent puisqu'elles sont encore soutenues par les dents molaires qui leur correspondent, s'enfonce derrière celle-ci en même temps que le nez semble s'être projeté en avant. La physionomie prend alors un aspect rusé, un air de moquerie fort désagréable.

Il est évident que si les dents antérieures manquent en même temps en haut et en bas, la figure prend une forme carrée qui imprime à toute la physionomie quelque chose de triste et de monotone.

Sont-ce au contraire les dents molaires qui ont fait défaut, les joues s'aplatissent, deviennent flasques, pendantes, et dans chaque ouverture de la bouche semblent s'y précipiter par un mouvement qui donne au langage quelque chose d'empâté.

Quant à la chute complète des dents de la mâchoire inférieure, elle a pour effet infaillible de forcer cet os à se déjeter en avant, non pas par le simple retrait des alvéoles, mais par un véritable mouvement d'excentricité dont la cause principale est l'effacement de son angle qui, d'aigu qu'il était, redevient obtus comme chez l'enfant. De là ces rides qui s'étendent en s'écartant l'une de l'autre depuis la commissure des lèvres jusque au-delà des os de la pommette, et qui sont d'autant plus prononcées que les ravages de la mâchoire inférieure se retrouvent aussi à celle d'en haut.

Et qu'on ne croie pas surtout que ce retour de la mâchoire inférieure à la forme circulaire qu'elle avait dans le jeune âge, et par suite sa projection en avant, soit l'effet des progrès de l'âge : c'est le résultat unique de l'absence des dents; c'est une conséquence de la prévoyance de la nature, qui n'a pas voulu qu'en l'absence des dents les mâchoires ne pussent pas se rejoindre, et qui n'a trouvé en cette triste occurrence aucun autre moyen de favoriser leur jonction que de placer sur la même ligne les deux pièces dont se compose l'inférieure, ses branches et son corps.

J'ai eu plusieurs fois occasion de reconnaître toute la justesse de cette opinion sur de jeunes sujets, privés de bonne heure des dents de la mâchoire inférieure, et dont le bas de la figure offrait tous les signes de la décrépitude tandis que leur front, leurs yeux, et tout le haut de leur visage brillaient encore de tout l'éclat et des grâces de la jeunesse.

Tels sont les caractères principaux et l'importance des organes de la conservation desquels nous allons nous occuper, et que nous allons successivement étudier depuis le moment de leur formation jusqu'à celui où, cédant soit aux progrès de l'âge, soit à des causes accidentelles, elles nous placent dans la nécessité de pourvoir à leur remplacement ou de supporter les inconvénients attachés à leur privation.

CHAPITRE II.

DE LA SORTIE DES PREMIÈRES DENTS, ET DES MOYENS DE PRÉVENIR ET D'ARRÊTER LES MALADIES QU'ELLE PEUT OCCASIONNER.

§ I.

De l'ordre dans lequel sortent les premières dents, ou phénomènes de la première dentition.

Aussi régulière dans sa marche que prévoyante dans ses vues, la nature a voulu que, pour tous les êtres organisés, la vie ne fût qu'une série continue d'actes dont les résultats généraux sont l'accroissement et le dépérissement. L'homme ne fait point exception à cette loi générale ; aussi le cours entier de son existence est-il évidemment partagé en deux époques essentiellement distinctes : l'une, pendant laquelle son corps acquiert de jour en jour un nouveau degré de perfection par le développement de ses organes et celui des fonctions qu'ils exécutent ; l'autre, durant laquelle au contraire il décroît, en perdant progressivement le principe qui l'animait.

La première de ces deux époques, celle de l'accroissement, est assurément la plus remarquable ; elle se distingue par un ordre de phénomènes qui tiennent à la nature de la partie qui se développe et au caractère du rôle qui lui est confié. Réguliers, ces phénomènes sont, pour celui chez lequel ils s'opèrent, une cause réelle d'accroissement et de perfectionnement ; irréguliers, ils deviennent un véritable motif de souffrance et de mort. Les premiers tiennent à la nature exerçant librement son action sur les corps qu'elle a formés ; les seconds dépendent des écarts de cette nature contrariée par nos institutions et par les causes physiques sous l'empire desquelles nous vivons.

L'apparition des dents est sans contredit un des plus importants de ces phénomènes ; elle a lieu à un âge où la douleur a de grands effets, où le trouble d'une partie va promptement retentir dans le reste du corps. Aussi est-elle une époque remarquable dans la vie de l'homme ; et s'il est tout à fait indispensable que le médecin étudie profondément et en détail tous les actes qui la composent, pour pouvoir combattre avantageusement les nombreux désordres qu'elle peut amener avec elle, ce n'est aussi que par une connaissance précise de la manière dont elle s'effectue que les personnes qui se chargent de l'éducation de la première enfance peuvent se mettre dans le cas de prévenir ces désordres, et même d'en suspendre les dangereux effets, dans les circonstances où l'intervention d'un médecin serait impossible.

L'enfant, quelques mois après sa naissance, ne trouvant plus dans le sein de sa nourrice une nourriture proportionnée à l'importance de ses besoins, doit nécessairement recourir à des aliments plus solides et plus abondants ; c'est aussi à cette époque que ses mâchoires s'arment de pièces nécessaires à la trituration des substances alimentaires. Vingt dents, dix à chaque mâchoire, se présentent

successivement deux à deux, c'est-à-dire une
pour chacun des deux côtés de la mâchoire ;
et chose étonnante, qui ne trouve absolument
rien de semblable dans le cours tout entier de
la vie de l'homme, c'est que ces vingt dents
ne seront là que comme des organes de transition ; aussi les nomme-t-on dents *temporaires*
ou *primitives* pour les distinguer de celles qui
devront bientôt les remplacer et qu'on désigne
sous le nom de *permanentes* ou *secondaires*.

C'est presque toujours du sixième ou septième mois de la naissance que les dents commencent à percer les gencives. Les premières
que l'on voit paraître sont ordinairement les
deux de devant de la mâchoire inférieure, qui
sortent tantôt en même temps, tantôt séparé-
ment à quinze, dix-huit jours ou même trois
semaines de distance. Quelque temps après,
les correspondantes de la mâchoire supérieure
se montrent aussi, soit simultanément, soit
isolément. Les voisines d'en bas ne tardent
pas à percer les gencives, une à gauche,
l'autre à droite, et sont bientôt suivies de
celles d'en haut. Ces huit dents sont celles

que nous savons être nommées *cunéiformes*
ou *incisives,* et dont les deux premières sont
distinguées par le nom de *moyennes* ou *cen-*
trales, et les deux autres par celui de *laté-*
rales.

Vers la fin de la première année, ou mieux
dans le cours des deux premiers mois de la seconde, paraissent encore à chaque mâchoire,
une de chaque côté, non pas les *canines*
comme je l'ai dit à tort dans les premières éditions de ce traité, sur la foi de Sabatier, de Bi-
chat, de Boyer et de plusieurs autres anatomistes modernes, mais les deux premières
petites molaires.

C'est à celles-ci que succèdent les *canines*
qui viennent, vers quinze, 'dix-huit ou vingt
mois, occuper la place que les premières molaires ont laissée entre elles et les incisives latérales. Puis il est rare qu'il en paraisse avant
vingt-deux, vingt-cinq ou même trente mois.
Il en sort encore alors deux à chaque mâchoire, l'une à droite, l'autre à gauche, toujours en commençant par en bas ; ce sont les
secondes *petites molaires.*

Dès que la sortie de ces vingt dents est achevée, on est tranquille sur la dentition, et l'on
dit alors que l'enfant a toutes ses dents, parce
qu'il ne doit pas lui en survenir d'autres avant
quatre ans et demi ou cinq ans. On les nomme
aussi *dents de lait*, parce que la plupart d'entre
elles viennent pendant que l'enfant est encore
nourri au sein.

D'après ce simple exposé, on voit qu'on peut
à la rigueur distinguer trois époques dans le
travail de la première dentition. La première
s'étend depuis le sixième ou septième mois
après la naissance, jusqu'à dix ou douze; la
deuxième, de dix ou douze à vingt; la troisième de vingt à trente. Pendant la première,
sortent les huit incisives; pendant la deuxième,
les quatre premières petites molaires et les
quatre canines; pendant la troisième, les
quatre secondes petites molaires.

La sortie ou l'éruption des dents de lait ne
se fait cependant pas toujours dans l'ordre
que je viens d'indiquer : j'ai eu plusieurs fois
occasion de constater, dans le cours de ma
pratique, qu'elle commençait quelquefois

beaucoup plus tôt, et d'autres fois bien plus tard; mais rarement néanmoins avant le sixième mois de la naissance, et très peu souvent aussi après le quatorzième.

Cependant on a vu des enfants qui ont eu à cet égard une extrême précocité, puisque quelques-uns sont nés avec des dents, comme Louis xiv qui vint au monde avec les deux incisives centrales inférieures, et Mirabeau avec deux grosses molaires. Il semble naturel au premier abord de croire que la présence de ces dents soit une preuve de développement extraordinaire et l'indice d'une forte constitution; mais l'expérience a démontré quelquefois le contraire, car plusieurs de ces enfants étaient faibles et délicats et n'ont vécu que peu de temps.

D'autres fois, ai-je dit, les dents ne sortent que très tard; comme à dix-huit, vingt mois et même deux ans. Leur éruption dans ce cas se fait en général à des époques plus rapprochées les unes des autres, quelquefois même presque toutes en même temps. Bien que plusieurs auteurs, tels qu'Alphonse Leroy, dans son *Traité de Médecine maternelle*, aient prétendu que ce retard n'entraînait pas la plus légère altération dans la santé de ces enfants, il ne me semb!e cependant pas toujours exempt de dangers, comme nous le verrons lorsqu'il s'agira des accidents de la première dentition; car la nature dévie rarement de sa marche ordinaire sans que ce ne soit au préjudice de l'intégrité de ses actes, ou, pour mieux dire, au détriment de la santé.

Comme, des détails dans lesquels le désir d'être précis m'a forcé d'entrer à l'égard de la sortie de chaque dent, il pourrait résulter quelque oubli relativement à la marche naturelle de la première dentition, j'ai pensé qu'il serait utile d'en représenter ici d'un seul trait le tableau exact, en faisant toutefois observer que ce tableau n'exprime que les époques les plus habituelles, celles, en un mot, qui sont déduites de l'observation soit du plus grand nombre des médecins physiologistes soit des auteurs spéciaux qui ont écrit sur la dentition, ou qui ressortent de ma propre expérience.

PREMIÈRE DENTITION, OU ÉPOQUES DE LA SORTIE DES DENTS DE LAIT.

1re ÉPOQUE.	{ De 6 à 8 mois les 4 incisives moyennes.
	{ De 8 à 10 — les 4 incisives latérales.
2e ÉPOQUE.	{ De 10 à 14 — les 4 1res petites molaires.
	{ De 15 à 20 — les 4 canines.
3e ÉPOQUE.	De 20 à 30 — les 4 2es petites molaires.

Quelques auteurs, voyant que les quatre premières grosses molaires, bien que paraissant longtemps après les vingt dont nous venons de signaler l'éruption, sortaient cependant avant le renouvellement de ces dernières, les ont rangées parmi les dents de première dentition, en faisant remarquer toutefois qu'elles en diffèrent essentiellement en ce sens qu'elles ne se renouvellent pas. J'ai moi-même sacrifié à cette opinion ; mais je reconnais aujourd'hui qu'elle est peu logique, et qu'il est infiniment plus rationnel de regarder les premières grosses molaires comme ouvrant la marche de la deuxième dentition que comme fermant celle de la première.

§ II.

Des accidents auxquels peut donner lieu la sortie des premières dents.

Les accidents de la dentition ! que n'a-t-on pas écrit sur cette question, et de quelles ardentes controverses n'est-elle pas devenue le sujet ? la plupart des auteurs qui se sont occupés des maladies de l'enfance, jusqu'au commencement de ce siècle, frappés des désordres, souvent funestes, qui accompagnent fréquemment la sortie des dents, ont semblé croire que le phénomène tout entier dans le champ duquel s'accomplissait cette sortie était un état maladif. Partant de cette idée, ils ont chargé des couleurs les plus sombres le tableau des divers actes qui la constituent.

Mais, à mesure que chacun s'est cru le droit d'observer par lui-même et de ne sacrifier à une opinion qu'après l'avoir mûrement examinée, on reconnut qu'il y avait évidemment de l'exagération à ne voir qu'une cause incessante de mort dans l'accomplissement d'une fonction naturelle, et on fut conduit à établir en principe que la dentition ne peut pas plus être considérée comme une maladie que l'accouchement naturel. L'une et l'autre de ces deux fonctions sont des opérations de la nature qui exposent les individus chez lesquels elles s'accomplissent à des dangers plus ou moins grands, et dont la douleur est malheureusement la compagne inséparable.

Ce ne sont pas d'ailleurs les seules qui assujettissent notre espèce à la triste nécessité de souffrir; la mentruation, surtout lorsqu'elle commence à s'établir chez les jeunes filles, ne les expose-t-elle pas à beaucoup d'accidents? Cependant on ne peut la regarder comme une maladie, puisque son entier accomplissement est la condition sans laquelle il n'y a point de santé parfaite chez les femmes (1).

La douleur est, sans contredit, l'accident le plus fréquent de tous ceux auxquels sont exposés les enfants à l'époque de la dentition;

(1) Sans elle, la beauté ne naît point ou meurt; l'âme tombe dans la langueur et le corps dans le dépérissement. (**Roussel**, *Système physique et moral de la femme.*)

quelques médecins l'ont même regardée comme
la cause principale de tout le désordre qui
survenait à cette époque : mais les raisons
qu'ils ont apportées à l'appui de cette opinion
sont aussi défectueuses que l'explication qu'on
donne généralement de la cause qui la détermine. La douleur est ici un effet et non une
cause; mais comment est-elle produite?

C'est une question qui n'a pas encore été
entièrement résolue; car les tiraillements que
les gencives éprouvent de la part des dents
qui pressent sur elles, et auxquels on attribue
ordinairement cette douleur, sont certainement insuffisants pour rendre raison des accidents formidables qui moissonnent un si grand
nombre d'enfants. Ils sont insuffisants surtout
pour les médecins physiologistes qui savent que
dans l'état de santé les gencives ne jouissent
que d'une faible sensibilité, et que dans les
cas assez nombreux où, sous l'influence d'une
cause quelconque, elles viennent, soit à s'enflammer, soit à être déchirées, elles n'occasionnent que des douleurs incapables de jeter
l'économie toute entière dans le trouble pro-

fond où elle se trouve si souvent plongée à l'époque de la première dentition.

Dira-t-on encore que, dans les deux ou trois premières années de la vie, la nature occupée tout à la fois de la formation des racines des dents temporaires et des couronnes des permanentes, rend la membrane muqueuse buccale, dans les replis de laquelle s'opère ce travail important, le siége d'une susceptibilité que la plus légère cause peut faire dégénérer en maladie? Mais alors, si l'activité toute exceptionnelle dont jouit alors cette membrane, par l'accélération de sa circulation, est la véritable cause des désordres que nous signalons, comment se fait-il que la douleur, loin de se faire ressentir pendant toute la durée du mouvement physiologique qui la déterminerait, parviendrait précisément à son *summum* d'intensité lorsque ce mouvement touche à sa fin? C'est ce à quoi il est difficile de répondre.

Ce qu'il y a de certain, puisque l'observation journalière le démontre, c'est que la constitution particulière de l'enfant entre pour beaucoup dans le développement et l'intensité des accidents de la dentition. L'expérience prouve en effet qu'elle est en général plus fréquemment pénible chez les enfants faibles et délicats, atteints de quelque vice ; chez ceux qui sont mal nourris, qui sont nés de parents délicats ou affectés de quelque maladie héréditaire ou disproportionnés d'âge ; mais surtout chez ceux qui proviennent d'une mère irritable, douée en un mot de ce tempérament nerveux, comme on en trouve tant par malheur dans le centre des grandes villes et dans les classes élevées de la société.

Il ne faut pas croire cependant que les enfants forts et bien constitués soient exempts de tout danger. Bien plus ; quand ils sont atteints, les accidents sont en général plus intenses que chez les autres, et même ils y succombent plus promptement.

Quelque difficile qu'il soit de préciser rigoureusement les dents dont la sortie est accompagnée de plus d'accidents, on peut cependant avancer qu'en général ceux qui surviennent pendant la première époque de la première dentition sont moins graves et moins fréquents que ceux qui surviennent pendant la seconde, et la troisième y est encore plus exposée que les deux premières; de telle sorte que c'est avec raison qu'on regarde la sortie des dernières petites molaires comme la plus dangereuse, car elle est très souvent accompagnée de convulsions.

Cependant l'opinion des médecins est encore divisée à cet égard : ce dont je prends acte pour prouver qu'on a généralement exagéré les dangers qui accompagnent l'éruption des dents aussi bien que leur remplacement.

Quand les dents sortent presque toutes en même temps, quelle que soit d'ailleurs l'époque, leur éruption est en général plus dangereuse que lorsque la sortie est successive. Enfin cette éruption est plus pénible si elle est précoce que si elle est tardive, et d'autant plus à craindre que le nombre des dents qui sortent à la fois est plus grand.

Lorsque les premières dents sont prêtes à sortir, l'enfant éprouve d'abord aux gencives de la démangeaison et un prurit qui l'engagent à porter ses doigts dans sa bouche, ou tous les corps qu'il peut saisir, et à les mordiller. Il éprouve un sentiment de chaleur dans la bouche, qui est un peu sèche ; bientôt on aperçoit aux gencives un peu de rougeur et de gonflement ; il survient un mouvement de fièvre : l'enfant a de l'agitation, et tourmente le sein de sa nourrice. Tant que cet état est modéré, on ne peut le regarder comme le signe d'une dentition difficile, car il est bien peu d'enfants qui ne l'éprouvent en tout ou en partie.

Malheureusement cet état ne se borne pas toujours là, surtout au moment de l'éruption des dents canines ou des petites molaires. Le gonflement des gencives devient alors beaucoup plus intense ; elles sont très rouges, dures, douloureuses et chaudes au toucher. Quelquefois même leur tension est si considérable qu'elles paraissent menacées de gangrène : la bouche, très sèche et aride, présente souvent dans son intérieur des aphthes, soit aux lèvres, soit aux gencives.

Il n'est pas rare non plus de voir survenir du gonflement aux glandes qui sont situées

4.

sous la mâchoire inférieure, et une salivation abondante.

Si on porte l'attention ailleurs que vers la bouche , on voit que les joues sont rouges et chaudes, la fièvre violente ; l'enfant dans son agitation porte continuellement ses mains sur son visage et dans sa bouche , prend, quitte et reprend sans cesse le sein de sa nourrice, et ne peut s'endormir qu'entre ses bras. Ses yeux abattus expriment un état de langueur dont le sentiment douloureux l'accable d'abord plus qu'il ne l'agite.

Son sommeil, qui était auparavant paisible et de longue durée, est troublé, souvent interrompu et même tout à fait impossible ; il pleure et crie continuellement ; le sein de sa nourrice, qui naguère lui apportait le calme et le repos, n'a plus pour lui cette précieuse vertu. Si l'insomnie n'est pas complète , à peine commence-t-il à s'endormir, que des soubresauts le réveillent. Quelquefois il survient une toux plus ou moins fréquente, de la difficulté à respirer, même des vomissements et des mouvements spasmodiques.

Le relâchement du ventre et le dévoiement accompagnent assez souvent les symptômes dont je viens de parler. Le malade (car il mérite malheureusement ce nom) est tourmenté par des tranchées, rend des selles liquides, fréquentes, verdâtres, quelquefois assez fétides. En général, le dévoiement, lorsqu'il n'est pas fort, doit être regardé, ainsi que la salivation, comme une évacuation favorable et salutaire qu'il faut plutôt entretenir qu'arrêter de suite.

Les convulsions sont un des accidents les plus dangereux de ceux qui accompagnent fréquemment la première dentition. Tantôt elles surviennent seules ; d'autres fois, et cela bien plus fréquemment, elles se joignent aux accidents précédents, dont elles aggravent le danger.

C'est surtout, comme je l'ai dit, pendant l'éruption des petites molaires, de deux à trois ans environ, que les enfants y sont sujets. Quelquefois elles sont légères et bornées à quelques mouvements spasmodiques des membres, et alors elles sont peu dangereuses; mais d'autres fois elles sont violentes, générales, accompagnées de hoquet, de serrement des mâchoires, de roideur des membres. Alors la vie de l'enfant court le plus grand danger, et souvent il succombe au milieu des convulsions les plus effrayantes, malgré les secours les plus prompts et les plus sagement administrés.

Les convulsions qui surviennent chez les enfants, à l'époque de la dentition, sont pourtant loin de dépendre toujours de la sortie des dents; elles peuvent être produites par plusieurs autres causes, et parmi ces causes il n'en est point de plus fréquentes que les vers intestinaux.

Comme ces convulsions peuvent être très facilement confondues avec celles de la dentition, même par des personnes qui auraient quelques connaissances médicales, et que cependant elles réclament un traitement tout à fait différent, il ne sera pas hors de propos de donner ici les signes caractéristiques de la présence des vers. On la reconnaîtra aux suivants : l'enfant éprouve une démangeaison continuelle au nez; il a les yeux cernés et leurs pupilles sont dilatées; son visage est bouffi et son haleine forte. Il éprouve dans la gorge une démangeaison qui occasionne dans cette partie des mouvements semblables à ceux de la déglutition. Tantôt perte entière d'appétit, tantôt au contraire une faim vorace. Son ventre est tendu, dur et douloureux, surtout vers l'ombilic ; il a souvent alors des coliques accompagnées d'une fièvre qui abat toutes ses forces.

Tous ces symptômes ne se manifestent pas toujours chez le même enfant affecté de vers ; mais il n'est pas nécessaire qu'ils soient tous réunis pour faire présumer qu'il en existe; quelques-uns des principaux signes suffisent à cet effet; car on n'a jamais la certitude de leur présence, que lorsque quelques-uns ont été rendus, soit dans les selles, soit par les vomissements.

La dentition peut encore être accompagnée de plusieurs maladies, telles que l'inflammation des yeux, la cécité, les fluxions sur la figure, les écoulements par les oreilles, le catarrhe pulmonaire, la toux convulsive et même le croup, les scrofules, le carreau, la fièvre hectique et la consomption.

Mais il serait aussi dangereux de laisser croire aux parents, que contraire aux connaissances physiologiques actuelles, de prétendre que ces maladies sont le résultat direct de la sortie des dents. La maladie locale que détermine la dentition n'agit ici qu'en mettant en jeu l'action de quelques causes morbifiques auxquelles étaient prédisposés les organes qui sont le siége de ces maladies, dont tout autre motif d'excitation aurait également pu favoriser l'entier développement.

Enfin on a vu quelquefois, mais trop rarement à la vérité, des enfants réduits, par les maladies qui accompagnent la dentition, au dernier degré de marasme, et dont on désespérait déjà, se rétablir tout à coup par une révolution favorable qu'avait produite l'éruption inattendue de plusieurs dents. On conçoit aisément que ces heureux changements sont entièrement dus à la nature, et que par malheur l'art ne possède pas toujours les moyens de les opérer ou même de les favoriser.

Il serait donc toujours imprudent de négliger les maladies dont pourrait être affecté un enfant, sous le prétexte que la sortie future des dents sera un motif de guérison. Une triste expérience montre tous les jours combien est funeste l'hésitation qu'on apporte à chercher de suite dans cette circonstance à rappeler la nature à une marche régulière.

§ III.

Des moyens de prévenir et d'arrêter les maladies que peut occasionner la sortie des premières dents.

La dentition (je l'ai dit, et la vérité veut que je le répète) est l'ouvrage de la nature, et dans beaucoup de cas on doit l'abandonner à ses forces. Mais de légers secours et un régime sagement ordonné peuvent cependant, dans tous les cas, aider et faciliter cette importante et pénible fonction.

Lorsque les accidents sont légers, comme pendant le temps que nous avons nommé la première époque, qu'il n'y a qu'un peu de rougeur et de gonflement aux gencives, il faut seulement les humecter par quelque gargarisme rafraîchissant ou émollient fait avec une simple décoction mucilagineuse édulcorée par l'addition d'un peu de miel.

On mettra dans la bouche de l'enfant quelque corps mollet, telle qu'une racine de guimauve détrempée dans une décoction d'orge miellée, et non pas des corps durs, comme des hochets d'ivoire, de cristal, ainsi qu'on le fait trop communément pour les enfants appartenant à la classe élevée de la société, et que le conseillent encore quelques auteurs : ces corps ne peuvent que devenir très nuisibles en blessant les gencives et en augmentant l'inflammation dont elles sont déjà affectées.

Il est encore inutile de frotter les gencives avec le doigt, dans la vue de les amincir, comme on le dit ; car il n'en est pas des parties vivantes et enflammées comme des corps privés de vie, que l'on use et que l'on amincit par le frottement : cette manœuvre peut d'ailleurs augmenter l'irritation et la douleur.

Quant au jus de citron, dont quelques personnes vantent les heureux effets, malgré le respect que je dois à l'opinion de plusieurs den-

tistes distingués, je ne pense pas qu'il produise
tout le bien qu'on lui attribue, et son emploi
dans une foule de cas serait certainement contraire à une conduite bien raisonnée. Rendons
à nos devanciers le juste tribut d'hommages
que mérite le bien qu'ils ont pu faire ; mais
servons-nous de nos connaissances pour éviter
les erreurs qu'ils ont commises.

Si l'enfant avait un peu d'agitation et de fièvre, il faudrait lui donner quelques légers calmants, comme une infusion de fleurs de tilleul
ou quelques cuillerées d'eau de laitue, et entretenir la liberté du ventre par quelque petit
lavement émollient.

Si le gonflement et la rougeur des gencives
étaient si considérables, que l'on craignît la
gangrène de ces parties, ce qu'on reconnaîtra
à leur couleur foncée et livide ; outre l'usage
des moyens dont j'ai parlé plus haut, il faudra toucher les gencives avec une liqueur un
peu active. Ainsi, on fera un petit pinceau avec
de la charpie, on le trempera dans une décoction d'orge miellée animée de quelque peu d'a-
cide muriatique, et on le promènera légère-

ment sur les parties malades. Ces mêmes moyens conviennent encore très bien pour toucher les aphthes ou ulcérations, quand il y en **a**.

Lorsque les accidents sont beaucoup plus graves, que la fièvre est très forte, accompagnée d'agitation, de rougeur de la face, et que l'enfant est fort et pléthorique, il faut avoir recours à la saignée. Le moyen le plus convenable, pour tirer du sang dans ce cas, est une application de sangsues derrière les oreilles : deux ou même trois de chaque côté, suivant la violence des accidents et la force du petit malade. Ce moyen est un des plus efficaces, même contre les convulsions ; aussi est-il aujourd'hui généralement recommandé par tous les médecins. Le bain chaud, après les sangsues, ne peut produire que de très bons effets en calmant l'érétisme général.

Si l'aridité de la bouche, la rougeur de la face et des yeux, la tuméfaction de la figure, et le délire, annoncent qu'une grande irritation s'est portée vers la tête, le bain de pieds prourra poduire un résultat favorable en attirant le sang vers les parties inférieures.

On a aussi dans ce cas appliqué quelquefois avec succès un vésicatoire sur le cou ; mais quelquefois aussi la douleur qu'il a occasionnée a semblé aggraver plutôt qu'il n'a diminué les convulsions. Aussi est-il prudent d'être sobre à l'égard de ce moyen.

Dans le cas d'agitation extrême et continuelle, de vive souffrance, d'insomnie, il faut donner, le soir, et même de temps en temps dans la journée, quelques cuillerées d'une potion calmante, dans laquelle on fait entrer un peu de sirop diacode ou quelques gouttes de laudanum liquide ; mais il ne faut faire usage de ces remèdes qu'avec ménagement et dans les cas d'urgence, parce qu'ils peuvent produire la constipation ; aussi donnera-t-on en même temps des boissons laxatives comme l'eau de pruneaux, les bouillons de veau ou de poulet.

Les convulsions sont, comme nous l'avons dit, l'accident le plus grave de la dentition, et celui qu'il convient le plus de combattre promptement. Les moyens à employer pour y parvenir sont à peu près les mêmes que ceux qui ont été recommandés jusqu'à présent, mais surtout la saignée, les sangsues à la tête, soit derrière les oreilles, soit aux angles des mâchoires, les bains de pieds et les légers calmants. Très souvent, malgré l'emploi le plus sagement administré de tous ces moyens, on ne parvient pas à calmer les convulsions; quelquefois même elles semblent empirer à mesure qu'on en fait usage.

C'est alors que tous les auteurs recommandent d'avoir recours à un moyen extrême; je veux dire à l'incision des gencives. Les uns veulent qu'on la pratique de très bonne heure, dès les premiers accidents, quand même ils ne sont pas très graves : prétendant que cette opération n'est sujette à aucun inconvénient, et qu'elle fait presque toujours cesser les accidents. Ils ajoutent même qu'elle est peu douloureuse. Mais on leur a objecté que, puisqu'il en est ainsi, ce n'est pas le tiraillement des gencives qui cause les accidents, et que sous ce rapport l'incision est au moins inutile. Cette objection est plus spécieuse que solide; car on peut répondre qu'une incision

franche ne saurait être comparée à une dé-
chirure.

D'autres conseillent de n'inciser qu'à la
dernière extrémité, lorsque tous les autres
moyens ont été employés vainement, que les
accidents sont très graves et le danger immi-
nent. Leur avis a prévalu ; et il paraît le meilleur ; car l'incision des gencives n'est pas
aussi exempte d'inconvénient qu'on l'a prétendu. Comme on la pratique sur une partie
qui est déjà très enflammée, elle ne peut
qu'augmenter encore l'irritation de cette partie, ou produire même la gangrène, ou au
moins l'ulcération et la suppuration.

Ces accidents, rares à la vérité, sont loin
cependant d'être sans exemple ; et il suffit de
savoir qu'ils peuvent arriver, pour qu'on ait
lieu de les craindre, et qu'on soit autorisé à
prescrire à cet égard une prudence et une
modération dont les charlatans et les dentistes routiniers ne sont toujours que trop
disposés à franchir les bornes. D'ailleurs
cette incision ne calme pas toujours les convulsions et n'empêche pas un très grand

nombre d'enfants d'y succomber. Pour mon compte personnel, j'avoue y avoir eu recours plusieurs fois inutilement, et cela tout récemment encore; et je ne doute pas que la plupart des praticiens de bonne foi, interrogés à cet égard, ne fassent un pareil aveu.

Enfin, lorsqu'on se décide à inciser les gencives, il faut toujours le faire le plus tard possible, lorsque la dent fait saillie sous la gencive et qu'elle paraît prête à sortir. On se sert pour cette opération de la lancette ou du bistouri; mais on doit laisser son exécution à un homme de l'art : car, dans des mains inexpérimentées, elle pourrait exposer à quelques graves dangers.

A l'usage de tous les moyens qui viennent d'être sommairement indiqués, il faudra associer ceux que l'hygiène fournit; s'ils ne peuvent point guérir par eux-mêmes, au moins secondent-ils très puissamment les premiers. Il devient même tout à fait indispensable de les employer comme moyens préservatifs, aux approches de la première dentition, avant que les accidents ne se manifestent, afin de les prévenir, si la chose est possible. Certes, par leur secours on arrivera bien plus sûrement au résultat désiré, qu'en employant les colliers d'ambre et cette foule d'amulettes qu'accréditent l'ignorance et la crédulité, et dont quelques médecins ont encore aujourd'hui la faiblesse d'autoriser l'usage.

Ainsi, indépendamment de l'importance qu'on aura dû préliminairement attacher au choix d'une nourrice, qui, pour les enfants délicats et nés de parents d'un tempérament nerveux, devrait toujours être d'une constitution molle ou lymphatique, on aura le soin de faire respirer un air pur et libre, et de faire prendre de l'exercice à l'enfant; de le promener fréquemment, si le temps et la saison le permettent. On ne lui donnera que des aliments légers et de facile digestion.

On ne perdra pas de vue non plus le régime de sa nourrice, s'il est encore à la mamelle; elle évitera avec soin l'usage des mets épicés et des liqueurs alcooliques, et tout ce qui peut exciter en elle des passions fortes, telles que la colère, la frayeur; car les grandes agitations de l'âme impriment au lait des qualités nuisibles : plusieurs exemples viennent sanctionner cette assertion (1). On éloignera aussi de l'enfant tout ce qui peut le contrarier et l'irriter, et on attachera la plus grande importance à le tenir proprement.

Quant aux maladies auxquelles la dentition peut donner lieu, en général elles ne peuvent se guérir que lorsque cette opération de la nature est complétement achevée. Leur traitement doit varier suivant l'espèce de maladie et les circonstances dans lesquelles elle se développe. Les détails à cet égard sont entièrement étrangers à mon sujet, et dépasseraient nécessairement les bornes que m'impose le titre de cet ouvrage.

(1) *Voyez* C. LACHAISE ; *Hygiène physiologique de la femme,* 1 vol. in-8°, 1825, page 383.

CHAPITRE III.

DE LA SECONDE DENTITION, ET DES PRÉCAUTIONS QUI PEUVENT ASSURER LA RÉGULARITÉ DES ACTES QUI LA CONSTITUENT.

---

§ 1.

Phénomènes de la seconde dentition, ou de la chute des dents temporaires et de leur remplacement.

L'enfant ne conserve pas longtemps les vingt dents dont sa bouche était successivement garnie depuis le septième mois environ de sa naissance jusqu'à trois ans ; car, à peine a-t-il atteint sa septième année que l'apparition des quatre premières grosses molaires donne le signal du travail par lequel s'effectueront la chute et le remplacement des vingt temporaires. Mais on voit que, fidèle au système admirable de prévoyance sur lequel sont réglées toutes ses œuvres, la nature a jugé convenable de donner à l'enfant de nouvelles dents avant de le priver de celles du premier âge ; car les quatre premières molaires dont nous venons de noter la sortie sont permanentes et forment, ainsi que je l'ai dit, le premier temps de la deuxième dentition.

La première question qui se présente nécessairement ici à l'esprit de toute personne jalouse de remonter un peu aux causes premières, est celle-ci : Pourquoi l'homme ne conserve-t-il pas toute sa vie les dents dont ses mâchoires ont été primitivement garnies ? Parce que, répondent la plupart des dentistes, l'adulte, devant faire de ses dents un usage plus fréquent et les soumettre à un travail plus pénible, il était nécessaire qu'il eût des dents beaucoup plus fortes.

Plus fortes ! en quoi ? Est-ce en densité ? Mais tous les chimistes qui ont analysé comparativement les dents de lait et les permanentes ont démontré que l'avantage à cet égard était pour les premières, puisqu'ils ont trouvé dans les dents d'un enfant de 2 ans seulement 23 parties sur 100 de matière animale, mais 67 de phosphate de chaux, tandisque celles d'adulte leur ont donné, au contraire, **28** de matière animale, et seulement 61 de phosphate de chaux ; quant au carbonate de chaux, il est à peu près en égale quantité (1).

Ont-ils voulu dire en grosseur? Ils ont eu raison ; mais alors pourquoi M. Duval, et, après lui, MM. Miel et Oudet, ont-ils déployé tant de zèle pour démontrer *qu'une fois les dents de lait sorties, la portion de l'arc maxillaire qui les reçoit ne s'agrandit pas ;* ce qui se réduit finalement à dire que les mâchoires, dans la moitié antérieure du demi-cercle ou de l'ellipse que chacune d'elles décrit, restent absolument les mêmes chez l'enfant et chez l'adulte.

Or, n'en déplaise aux uns et aux autres, voici tout à la fois l'exposé de la cause du renouvellement des dents et l'explication du mécanisme suivant lequel ce phénomène s'exécute. On sait que toute dent, de quelque nature qu'elle soit, une fois sortie, ne grossit plus, par une raison toute simple, c'est que, ren-

(1) *Voyez* Lassaigne, *Abrégé élémentaire de chimie,* 2 vol. in-8. Paris, 1842.

fermée dans l'étui calcaire ou vitreux qui recouvre toute sa couronne, sous le nom d'émail, elle le ferait éclater si elle augmentait de la moindre des choses en grosseur. Mais ces dents seraient certainement insuffisantes pour garnir convenablement les mâchoires de l'adulte qui, en se développant, les laisseraient isolées l'une de l'autre. Aussi sont-elles remplacées par de nouvelles en somme totale d'un volume supérieur.

Ce qui a trompé tous les dentistes, et même les physiologistes qui ont traité cette question, c'est qu'ils se sont uniquement occupés de mesurer comparativement l'arc maxillaire au moment où la première dentition venait de s'achever et à celui où la deuxième allait commencer, et qu'ayant alors trouvé cet arc égal (ce qui n'est pas rigoureusement exact) ils en ont de suite conclu qu'il ne gagnait rien chez l'adolescent, et même chez l'adulte, de ce qu'il était chez l'enfant. Ils auraient obtenu un tout autre résultat s'ils l'avaient mesuré immédiatement avant et immédiatement après chacune des deux dentitions : ils auraient vu que c'est à l'instant même où chacune d'elles s'effectue que l'agrandissement a lieu. Cet agrandissement continue même après la deuxième, puisque, si rien ne s'y oppose, on voit des dents qui chevauchaient l'une sur l'autre, prendre régulièrement leur place sans anticiper en aucune façon sur celle de leurs collatérales. Donc les dents ne se renouvellent que par cette raison que les premières seraient incapables de garnir tout le pourtour du bord alvéolaire de l'adulte et laisseraient entre elles des vides qui nuiraient à la mastication et à la prononciation.

Quoi qu'il en soit, c'est ordinairement vers l'âge de sept à huit ans que commence ce renouvellement ou cette mue des dents temporaires. Les deux incisives moyennes tombent d'abord à la mâchoire inférieure, pour être immédiatement remplacées par deux nouvelles. Ensuite tombent les incisives moyennes supérieures, dont deux autres ne tardent pas à venir occuper la place.

Les incisives latérales inférieures suivent celles-ci, et sont bientôt aussi suivies à leur tour par les incisives latérales de la mâchoire supérieure.

Lorsque ces dents sont sorties, il y a un repos plus ou moins long; souvent même un intervalle de deux ou trois ans. Puis, vers l'âge de dix, douze et même treize ans, les premières petites molaires de l'une et l'autre mâchoire remplacent les premières petites molaires de lait; et bientôt les deuxièmes du même ordre viennent chasser et remplacer, également à chaque mâchoire, leurs analogues qui ne sont que temporaires. Enfin, en dernier lieu, ou mieux entre les petites molaires, les quatre canines viennent à leur tour déterminer la chute et occuper la place des primitives du même nom.

A peine le remplacement des dents primitives ou temporaires est-il achevé, que les deuxièmes grosses molaires se font jour; ce qui a lieu le plus communément vers l'âge de douze à quatorze ans.

Telle est la marche que suit ordinairement l'éruption des vingt-huit dents dont sont pourvus les enfants qui touchent à l'âge de la puberté ; mais elle présente assez souvent des irrégularités, et se montre, quant aux résultats qu'elle peut avoir sur la santé, tout-à-fait indépendante de celle qu'a suivie la sortie des dents de lait.

Parmi ces irrégularités, les plus fréquentes sont : le remplacement total des dents temporaires d'un côté de la mâchoire avant la chute de celles du côté opposé, la sortie des deuxièmes grosses molaires avant le remplacement des dents temporaires.

Enfin ce n'est guère, terme moyen, que de vingt à vingt-cinq ans que la sortie des quatre troisièmes grosses molaires , vulgairement nommées dents de sagesse, vient compléter le nombre total de trente-deux dents dont l'homme est ordinairement pourvu quand il entre dans l'âge viril. Il n'est pas rare néanmoins que la sortie de ces dernières soit retardée , puisqu'on voit quelques personnes qui ne les ont eues qu'à cinquante, soixante ans, même plus tard, et quelquefois pas du tout.

Pour suivre l'ordre que j'ai adopté à l'égard de l'exposé des divers temps de la sortie des premières dents, j'ai jugé convenable de placer ici le deuxième tableau synoptique, représentant les différentes époques auxquelles les dents sont remplacées, et que je divise également en trois périodes.

1re ÉPOQUE. { De 6 à 7 ans les 4 1res grosses molaires, qui ne seront pas remplacées.

2e ÉPOQUE. {
De 8 à 10 ans les incisives moyennes.
De 9 à 10 — les incisives latérales.
De 10 à 11 — les 1res petites molaires.
De 11 à 13 — les canines.
De 12 à 14 — les 2es petites molaires.

3e ÉPOQUE. {
De 13 à 15 — les 2es grosses molaires.
De 18 à 25 — les 3es grosses molaires, ou dents de sagesse.

Terminons ce qui a rapport aux différents temps de la sortie des dents en faisant remarquer que cet acte, si singulier et si admirable, de l'organisme est susceptible d'offrir un grand nombre d'irrégularités, non seulement pour l'ordre suivant lequel s'effectue l'éruption, mais encore pour le nombre total des dents. C'est ainsi qu'on a rencontré plusieurs personnes qui n'en avaient eu que vingt-huit, vingt-quatre, vingt et même beaucoup moins : témoin le fils d'un baigneur de Douvres, dont parle Lemaire, et qui n'avait jamais eu qu'une canine à chaque mâchoire; tandis que chez quelques autres personnes, on a vu trente-quatre et même jusqu'à trente-six dents parfaitement rangées sur les mêmes lignes.

J'aurais pu, assurément, à l'exemple de la plupart des dentistes qui ont écrit sur le développement des dents, faire étalage d'érudition en citant les nombreux écarts auxquels la nature est sujette à leur égard, et en donnant pour chacun d'eux plusieurs exemples; mais, guidé par le désir d'être utile bien plus que par l'envie de piquer la curiosité, j'ai tout sacrifié à la crainte de détourner l'attention des choses dont la connaissance seule est indispensable pour les personnes qui sont chargées de surveiller les enfants dans cet instant quelquefois si pénible de la vie.

§ II.

Méthode simple et naturelle de rendre régulière la sortie des secondes dents, et de prévenir ou combattre les accidents qui peuvent l'accompagner.

La sortie des dents de remplacement, dents permanentes ou secondaires, est en général moins pénible que celle des dents temporaires ou primitives; mais, dans un très grand nombre de cas, chez les enfants de la ville et particulièrement chez ceux des classes opulentes, elle est accompagnée d'accidents semblables à ceux que détermine l'éruption des dents de lait.

Cette malheureuse prérogative des enfants élevés dans le sein des grandes villes est l'infaillible résultat de l'état d'excitation dans lequel, malgré les plus sages avis et les plus pressantes exhortations, on persiste à tenir leur cerveau, dans un moment qui devrait être tout entier consacré au développement de leurs forces physiques. Dans cette circonstance, en effet, le cerveau, constamment excité par l'usage intempestif qu'on fait de ses fonctions, devient un centre d'irritation, toujours prêt à rompre cet état d'équilibre parfait qui constitue la santé, et ne demande que la plus légère cause pour passer à l'état de maladie, et pour forcer toute l'économie à partager ses souffrances.

Chez les enfants de la campagne, au contraire, ou chez tous ceux qui, dans les villes, appartiennent aux classes inférieures de la société, une nourriture moins stimulante, une habitude soutenue de s'exercer en plein air et d'affronter, légèrement vêtus, l'intempérie des saisons, donnent à la nature les forces nécessaires à l'accomplissement de ces fonctions, et, en les préservant d'une constitution nerveuse exaltée, les rendent beaucoup moins sensibles à la douleur.

Quelle que soit néanmoins la constitution d'un enfant, la partie de la gencive qui environne la dent qui va être remplacée, est presque toujours légèrement enflammée; une légère irritation, accompagnée d'un peu de douleur, s'y développe longtemps même avant la chute de la dent, et il n'est pas rare non plus d'y voir quelques petits abcès se former.

C'est surtout lorsque les petites molaires de remplacement s'ossifient, ce qui arrive de quatre à cinq ans, que les enfants éprouvent un état de malaise et d'indisposition générale, qu'on ne peut véritablement attribuer qu'à l'effort de la nature qui travaille au remplacement des dents temporaires.

Ils ressentent dans les mâchoires une démangeaison sourde qui n'est pas assez forte pour occasionner une véritable douleur, mais qui suffit néanmoins pour les inquiéter et les plonger dans un état de tristesse et de mauvaise humeur bien apparentes.

Il arrive même assez souvent que quelques dents de lait, et particulièrement les molaires, se carient, et qu'il se forme, sur la gencive, des fluxions et même des ulcérations, peu inquiétantes, il est vrai, mais toujours douloureuses.

L'irritation que le travail de la deuxième dentition détermine sur les gencives ne se borne pas toujours à la bouche : car dans bien des cas il suffit de la cause la plus légère, souvent même d'une cause inappréciable, pour que cette irritation se propage dans les parties environnantes. De là des maux d'yeux, de gorge ou d'oreilles, des éruptions croûteuses vers la tête et des dartres farineuses sur la figure, des migraines et des névralgies faciales.

Ces différents accidents sont presque toujours accompagnés d'un trouble de la digestion, auquel prédispose d'ailleurs l'obstacle que l'ébranlement et la chute des dents de lait apportent nécessairement à une complète mastication des aliments.

Enfin, il est très fréquent aussi de voir le cou des enfants dont les dents se remplacent, offrir une plus ou moins grande quantité de glandes ou de ganglions lymphatiques engorgés, occasionnant, dans tout l'espace qu'ils occupent, un sentiment de gêne qui produit ce qu'on nomme vulgairement *torticolis*.

Ces glandes du cou surviennent particulièrement chez les enfants qu'un tempérament mou ou lymphatique prédispose aux maladies scrofuleuses; et elles persistent d'autant plus dans cet état d'engorgement inflammatoire, que cette prédisposition est plus marquée.

Quant aux convulsions, elles sont assurément moins fréquentes que pendant le travail de la première dentition, et ne surviennent guère que lorsque la chute et le remplacement de plusieurs dents s'opèrent en même temps. L'observation prouve aussi qu'elles affectent plus souvent les enfants du sexe féminin que les jeunes garçons; il n'est même pas sans exemple, pour moi, qu'elles soient survenues chez des personnes adultes, à l'époque de la sortie des dents de sagesse, sans qu'on ait pu les attribuer à aucune autre cause.

Tels sont les accidents que le médecin dégagé de préventions, et fidèle observateur de la marche de la nature, peut véritablement attribuer à la sortie des dents secondaires. La plupart des autres maladies qu'on se plaît à croire qu'elle occasionne, n'ont avec elle autre chose de commun que de se développer au moment où elle s'effectue, et seraient assurément survenues sans elle.

Que les parents se pénètrent bien de cette vérité. Tous les dentistes qui la combattent avec force doivent passer à leurs yeux pour des hommes cherchant à faire ressortir outre mesure l'importance de leur ministère. La vie des enfants n'est-elle donc pas entourée d'assez d'écueils, sans qu'on cherche encore à exagérer le nombre déjà si grand des maladies qui peuvent les assaillir!

C'est donc en procurant de bonne heure aux enfants une constitution saine et vigoureuse, qu'on peut espérer de leur faire franchir sans accidents le moment où s'opère chez eux le phénomène de la deuxième dentition.

Cette précaution devient surtout indispensable pour les enfants nés de parents nerveux, et eux-mêmes d'un tempérament irritable. C'est particulièrement pour eux que, dès l'âge de trois ou quatre ans, deviennent indispensables l'exercice, les bains froids, une nourriture sagement réglée, l'habitude d'avoir la tête constamment découverte, et enfin une renonciation presque entière, de la part de leurs parents, à ces soins minutieux et à ces prévenances continuelles qui les rendent aussi exigeants qu'incapables de supporter la moindre peine et d'affronter la plus légère douleur.

Néanmoins, aux approches du remplacement des dents primitives, il est toujours prudent de chercher à détourner et à combattre l'irritation dont la bouche est alors le siége ; car elle est susceptible de se propager facilement et d'occasionner des congestions sanguines vers le cerveau.

Ainsi, si la tuméfaction des gencives est considérable, indépendamment de l'emploi des gargarismes émollients, comme ceux faits avec une infusion de fleurs de mauves, de feuilles de ronces miellées, des cataplasmes placés sous la mâchoire, et de l'application de trois ou quatre sangsues au dessous de chaque oreille ; on pourra faire, avec la pointe d'une lancette, quelques légères scarifications ou mouchetures sur la gencive gorgée de sang, donner des lavements émollients au malade, lui faire prendre un bain de pieds salé, et le mettre à une diète sévère et à l'usage des boissons relâchantes.

Lorsque les douleurs locales et l'état d'excitation générale résistent à ces différents moyens, auxquels on peut joindre une saignée générale et de légers calmants, comme l'extrait de *thridace* ou le sirop *diacode*, il ne faut point hésiter à faire enlever les dents dont le remplacement s'opère, quelque peu disposées qu'elles semblent être à vouloir s'ébranler. Je pourrais citer plusieurs cas où j'ai fait de ces extractions avec le plus grand succès possible, si les ouvrages consacrés à notre art n'avaient pas appuyé leur nécessité sur un nombre suffisant d'exemples.

Quant aux accidents qui surviennent lors de la *pousse* des dents mâchelières ou molaires qui ne sont pas renouvelées, comme on a beaucoup plus de raisons pour les attribuer à la résistance des gencives que ceux qui se déclarent au moment de la première dentition, il est prudent d'en venir le plus promptement possible à l'incision. Quelque obligation que j'aie contractée de ne jamais parler que d'après des faits généraux qui ressortent d'une série d'observations, je dois néanmoins dire,

pour appuyer cette assertion, que j'ai plusieurs fois, par ce moyen, chez des sujets irri-
tables auxquels la dent de sagesse voulait paraître, arrêté le développement d'affections
nerveuses dont des migraines continues, des
douleurs faciales et le resserrement spasmo-
dique des muscles du cou étaient l'effroyable
prélude.

Cette incision est peu douloureuse, puisque
la tension qu'elle occasionne sur la gencive finit par engourdir cette partie, au point d'en
suspendre la sensibilité ; et, faite par la pointe
acérée d'un instrument fort tranchant conduit par une main habile et exercée, elle n'expose à aucun danger. Quant à la crainte qu'ont
eue quelques médecins que l'émail, mis à nu
par un procédé artificiel, ne s'altérât plus vite
que quand la dent fait d'elle-même son éruption, elle me semble n'avoir aucun fondement ;
l'incision a pour but, non pas de faire sortir cette dent prématurément, mais de faciliter
son éruption en temps opportun : *elle ne sort
que parce que le moment en est arrivé.*

§ III.

*Manière de diriger l'arrangement des dents secondaires,
et circonstances dans lesquelles il convient d'enlever
celles qu'elles doivent remplacer.*

Prévenir les maladies qui peuvent compliquer la sortie des dents, et combattre convenablement ces maladies quand elles se déclarent, ne sont pas les seules choses que doive avoir en vue une mère ou toute personne qui se charge de l'éducation physique des enfants. Le développement régulier ou l'arrangement symétrique des dents, quand on ne le considérerait même que sous le rapport de l'agrément qu'il procure à la physionomie, serait déjà d'une assez grande importance pour réclamer la plus sérieuse attention, et on ne saurait blâmer trop ouvertement l'indifférence que quelques mères apportent à cet égard : elles, surtout, auxquelles une expérience journalière apprend jusqu'à quel point la beauté, ou les principaux avantages extérieurs qui la constituent, peut contribuer non seulement à l'embellissement, mais directement même au bonheur de la vie.

Quels sont donc les moyens propres à favoriser cet arrangement symétrique des dents secondaires? consistent-ils dans l'arrachement précoce des dents temporaires, comme l'ont prétendu et le soutiennent encore plusieurs dentistes , ou bien dans leur conservation jusqu'à leur chute naturelle?

C'est une question qui peut être envisagée sous plus d'un point de vue, et dont la solution doit varier autant que les circonstances dans lesquelles elle est faite peuvent différer elles-mêmes. Tous les dentistes qui ont voulu la résoudre de prime-abord se sont exposés à des réfutations qui ont fait douter de leur talent; et tous ceux qui ont voulu se conformer, trop à la lettre, aux principes généraux qu'ils ont émis, ont commis des erreurs qu'ils eussent évitées en se dégageant un peu des règles. Aussi les personnes étrangères à l'art doivent-elles se montrer très circonspectes dans la détermination qu'elles peuvent prendre à cet égard ; et il est peu de cas où l'intervention d'un dentiste, mais d'un dentiste instruit et prudent, ne soit pour le moins deux ou trois fois nécessaire.

La principale attention qu'il convient d'avoir, à l'époque du remplacement des dents de lait, c'est d'en faire l'enlèvement en temps convenable. Souvent elles ne tombent qu'avec difficulté, et leur présence devient une cause mécanique qui empêche celles qui doivent les remplacer de se développer convenablement, et les oblige même à prendre une direction vicieuse ou un accroissement irrégulier.

Dans ce cas il ne faut point hésiter à les enlever : car, en différant trop, on expose un enfant à des difformités qu'il est toujours moins facile de corriger que de prévenir. La crainte que manifestent encore quelques dentistes, d'enlever avec la dent de lait le germe de la dent de remplacement, est chimérique ; car, dès l'âge de quatre ans et demi ou cinq ans, ce germe est entièrement ossifié et ne touche plus à la dent temporaire dont la racine commence à disparaître, et dont l'alvéole est d'ailleurs généralement distinct du sien. Je dis généralement, parce que on m'a objecté deux cas dans lesquels l'accident que je signale comme impossible, s'était cependant réalisé (1). Mais ces deux exemples, étant le résultat d'une variété anatomique assez rare, ne doivent pas faire la règle.

Cependant il ne faut jamais non plus trop se presser d'ôter des dents de lait, et il ne convient de le faire que quand on a des raisons valables : quand on en enlève plusieurs de suite sans qu'elles soient ébranlées, les secondes ne s'arrangent pas si bien, parce qu'elles trouvent plus de place qu'il ne leur en faut; ce qui n'arrive pas quand on les ôte à mesure qu'elles se renouvellent. Alors, ne prenant exactement que la place qu'elles doivent occuper, elles adoptent un ordre symétrique qui relève encore l'éclat de la plus jolie figure, et donne même de la grâce à la physionomie la plus ingrate.

Rendons cette vérité bien sensible par un

____

(1) Voyez BÉGIN, article DENT, du dictionnaire de médecine et chirurgie pratique.

exemple. Chez un enfant de sept ans, on ôte les quatre incisives : elles sont remplacées ; mais celles qui viennent, étant plus larges que celles qui sont tombées, forcent bientôt les canines de lait à se déjeter, et les disposent à s'ébranler plus vite. Dans ces entrefaites, les petites molaires sont enlevées : celles qui doivent les remplacer, ne trouvant plus dans la canine la résistance latérale qu'elle devrait leur offrir, s'avancent librement sur le devant, et envahissent infailliblement sa place ; de telle sorte que quand la canine de remplacement paraîtra, manquant d'espace, elle se placera en dedans ou en dehors du cercle dentaire, et constituera ce qu'on nomme communément une sur-dent.

La difformité qui résulte d'une sur-dent est donc très souvent le résultat du système perturbateur malheureusement adopté par un grand nombre de dentistes, parmi lesquels on compte même des praticiens distingués, que le désir d'opérer porte quelquefois à sacrifier des dents temporaires, sous le plus léger prétexte. Elle est très fréquente chez les jeunes filles qui ont passé la plus grande partie de leur jeunesse dans les pensionnats.

La raison de la position défavorable dans laquelle se trouvent ces jeunes filles est fort simple. Dans ces maisons, de deux choses l'une : ou bien on abandonne entièrement à la nature le soin de l'arrangement des dents, et alors les jeunes filles courent des chances atachées à l'exécution d'une fonction que tout contrarie et que rien ne seconde ; ou bien un dentiste est chargé de faire tous les six mois et quelquefois même tous les ans l'examen de la bouche de toutes les pensionnaires. Alors, soit qu'il cède à l'envie de prendre acte positif de sa visite ; ou, mieux, soit qu'il juge que l'extraction de quelques dents temporaires deviendra nécessaire avant le temps fixé pour sa visite subséquente, il sera toujours trop disposé à opérer, et cette détermination, prise sur une nécessité seulement probable, mais non absolue, doit avoir pour les jeunes filles des inconvénients que leurs parents eussent évités en consultant le médecin-dentiste, non pas plus souvent, mais en temps plus convenable pour chacune d'elles.

Enfin une des principales raisons qui doivent engager à ne pas trop se hâter d'extraire les dents temporaires, c'est que leur présence contribue efficacement à favoriser l'agrandissement de la mâchoire, ou du cercle alvéolaire qui, à cet âge, est encore beaucoup au-dessous de ses dimensions naturelles; circonstance importante, que la plupart des dentistes ne prennent pas assez en considération, et qui seule suffirait pour faire sentir le danger de toute précipitation à cet égard.

La nécessité d'une sage lenteur, déduite entièrement d'une observation attentive de la marche de la nature, n'est cependant pas admise par tous les dentistes. Plusieurs pensent que l'arcade alvéolaire, marchant vers un développement dont l'impulsion est tout à fait donnée à l'époque du renouvellement des dents, ne peut être arrêté par la chute prématurée des temporaires. Si cette opinion ne comptait pour partisans que des praticiens vulgaires, elle serait tout au plus digne d'une réfutation ; mais elle est partagée par des hommes qui occupent un rang distingué, et sous ce rapport, il importe d'en faire ressortir le peu de fondement.

Cependant, uniquement occupé d'hygiène, je dois abandonner le développement des discussions et des preuves physiologiques sur lesquelles repose la nécessité de cette grande circonspection dans l'évulsion des dents primitives, aux auteurs qui, comme M. Delabarre, ont écrit sur notre art en anatomistes profonds et en observateurs attentifs. Je dois me contenter de poser pour ces praticiens qui se prononcent contre le système de la temporisation, les questions suivantes : 1° Lorsqu'une dent est arrachée, pourquoi l'espace qu'elle occupait est-il réduit en très peu de temps au tiers de son étendue? 2° Si on place une dent artificielle immédiatement dans l'alvéole qui logeait une dent dont l'évulsion vient d'avoir lieu, pourquoi l'espace qu'elle occupait se conserve-t-il au point que la dent artificielle n'éprouve, de la part des dents voisines, que la pression que la dent vivante qu'elle remplace en eût éprouvée? 3° Pourquoi enfin, à mesure que les vieillards perdent leurs dents à la mâchoire inférieure, le bord alvéolaire diminue-t-il insensiblement, de telle sorte que, quand elles sont toutes tombées, le cercle qu'il décrit, au lieu d'être, comme chez l'adulte, presque placé au dessus de celui que représente la base de la mâchoire, lui devient-il concentrique de trois à quatre lignes?

Pourquoi? parce que les alvéoles, privés de l'action mécanique qu'exerce sur eux la racine de la dent qu'ils contiennent, ont en tout temps une tendance à revenir sur eux-mêmes. Or, n'est-il pas juste d'admettre qu'en enlevant trop tôt une dent temporaire, son alvéole restant libre s'affaissera et mettra ainsi à l'éruption de la dent permanente un obstacle que lui eût aplani la racine de la dent primitive en formant au devant d'elle une espèce de coin susceptible de maintenir libre le canal qu'elle a à parcourir; de telle sorte que si cette racine ne favorise pas l'accroissement de la mâchoire inférieure, du moins elle s'oppose au rétrécissement du bord alvéolaire : en définitive le résultat est le même.

Je sais bien qu'on pourrait m'objecter 1° que la plupart des dents qui doivent tomber, ayant perdu leurs racines, devenaient inutiles pour tenir écartés les alvéoles qui les recélaient ; 2° qu'en supposant même que ces racines persistassent, elles ne sauraient en rien favoriser la sortie des dents secondaires, puisqu'elles avaient des alvéoles généralement distincts ; 3° qu'au moment où les premières dents sont prêtes à tomber, celles qui doivent les remplacer, ayant déjà acquis tout leur développement, formeront au niveau de l'orifice des alvéoles un coin qui empêchera ces alvéoles de revenir sur eux-mêmes, et suffira pour maintenir l'arc alvéolaire au degré de largeur qu'il est appelé à avoir.

A cela, je répondrai : 1° que c'est précisément parce que les dents qui doivent tomber sont de bonne heure privées de leurs racines, qu'il faut les laisser tant qu'elles ne gênent pas évidemment celles qui vont les remplacer, pour tenir aussi longtemps que possible écartées l'une de l'autre celles entre lesquelles elles sont placées; 2° que, si ces racines existaient, il serait à désirer que leurs alvéoles restassent le moins longtemps possible vides, parce que la dent à sortir aurait plus de facilité à les faire céder dans ce dernier état que s'ils étaient pleins; 3° que c'est une erreur de croire que les dents secondaires ont acquis toute leur grosseur avant leur sortie, et que c'est nuire à leur développement que de vouloir faciliter cette sortie avant le temps voulu.

Au reste, il ne faut pas non plus attacher une trop grande importance à une légère déviation occasionnée par un défaut de place; car on voit très souvent ces dents se ranger d'elles-mêmes à mesure que le cercle formé par le bord de la mâchoire s'agrandit. Ici, comme dans une foule de circonstances, la nature, en mère attentive et sage, opère seule et s'empresse elle-même de réparer ses torts; que de fois même ne la voit-on pas s'efforcer de rétablir un ordre que d'imprudentes tentatives ou de fausses manœuvres ont accidentellement troublé!

Ainsi donc, s'il fallait résumer mon opinion

au sujet du temps propice à l'extraction des dents primitives, je dirais : ces dents doivent être respectées, 1° tant qu'elles ne sont pas chancelantes ou qu'elles tiennent encore à l'alvéole par une portion de leurs racines ; 2° tant que celles qui doivent les remplacer ne paraissent pas au dehors de l'ouverture qu'elles doivent se frayer dans la gencive. Quand ces deux circonstances, mais surtout la dernière, l'apparition de la dent secondaire, se rencontrent, l'évulsion est une nécessité à laquelle je reconnais qu'il serait aussi ridicule qu'imprudent de ne pas se rendre.

Je puis même, pour montrer que je n'ai à cet égard aucune opinion absolue, citer un exemple qui est venu, entre mille autres, me démontrer que si, en thèse générale, la temporisation est un acte louable, elle peut cependant devenir nuisible quand elle est portée au delà des limites que je viens de poser. Un des membres distingués du barreau de Paris m'amena, en février 1840, son fils âgé de huit ans, chez lequel l'incisive latérale gauche d'en bas avait poussé derrière celle de lait. Je lui

demandai de suite pourquoi celle-ci n'avait pas
été enlevée à l'apparition de l'autre ; il me répondit qu'il ne l'avait respectée que sur l'avis
de plusieurs dentistes qu'il avait consultés, et
qui lui avaient donné à entendre que la présence de cette dent entretenait intacte la place
que sa remplaçante devait venir occuper. Je
parvins facilement à le convaincre du contraire, et l'assurai que si on l'enlevait, la dent
permanente viendrait en peu de temps occuper
sa place. Un mois s'était à peine écoulé que je
vis avec satisfaction, mais sans étonnement,
ma prévision entièrement réalisée.

Quant aux moyens d'extraire les dents de
lait, ils sont toujours faciles. Lorsque cette opération est nécessaire, ces dents n'ont point ou
peu de racines, et sont presque toujours chancelantes ; aussi leur extraction n'exige-t-elle
que le plus léger effort : un fil suffit ordinairement à cet effet, et ce moyen, ainsi que quelques autres aussi simples, n'offre rien d'ef-
frayant, et sauve par conséquent aux enfants
la crainte de la douleur. Si ces moyens ne
suffisent pas, il faut nécessairement avoir re-

cours à un homme de l'art, et éviter par là l'inconvénient qui pourrait résulter d'une dent de lait cariée ou enclavée par les autres dont elle occupe la place.

Une chose qu'il n'est pas rare de voir non plus, c'est que les secondes dents acquièrent une largeur disproportionnée à la mâchoire; d'où il résulte que, ne pouvant se placer convenablement, elles se serrent d'abord les unes contre les autres, et ne tardent pas à prendre une mauvaise direction, dont le résultat le moins défavorable, et malheureusement le plus rare, est l'expulsion d'une dent hors de la ligne tracée par le bord de la mâchoire. Ainsi serrées, les dents n'ont pas le seul inconvénient de se repousser mutuellement en différents sens et de frapper désagréablement la vue; mais, ne pouvant se nettoyer facilement, elles s'altèrent avec la plus grande promptitude, comme on le verra dans le chapitre que nous consacrerons aux soins journaliers que réclame la bouche.

Il n'existe véritablement qu'un seul moyen de remédier aux inconvénients d'une denture trop serrée : ce moyen est extrême, il est vrai ; mais si on réfléchit à l'importance des avantages qu'il procure, on n'hésite point à s'y soumettre ; c'est l'extraction d'une dent, qui est le plus ordinairement la première petite molaire. Veut-on se soustraire à la douleur qu'occasionne nécessairement toujours l'extraction d'une dent qui a toute sa solidité? il faut l'ébranler insensiblement, et il suffit pour cela d'un gros fil passé autour du collet de la dent et tenu serré pendant plusieurs jours. L'extraction faite, on voit insensiblement la place de la dent sacrifiée être occupée par les voisines, et disparaître en tout ou en très grande partie. Si d'ailleurs ces dernières tardaient trop à se placer convenablement, on peut les attirer par un gros fil de soie, dont le dentiste le moins habile peut très bien combiner l'action.

Cependant, si chaque dent n'était qu'un peu trop large, on pourrait, avant de chercher à attirer celles qui sont les plus déviées de la rangée commune, passer une lime très fine entre plusieurs d'entre elles ; on obtiendra par ce moyen un quart ou même une moitié de dent, ce qui suffit ordinairement pour que toutes occupent leur place naturelle. Mais, je le répète, dans les cas très fréquents où les dents seraient d'une extrême largeur, il vaudrait infiniment mieux en sacrifier une que de les entamer toutes. Cette détermination serait d'autant plus sage, que la mâchoire offrirait un défaut de conformation.

Au reste, ce n'est qu'après avoir reconnu la nécessité d'une extraction de dent hors de ligne, qu'on en vient à cette opération, et on peut avancer que le plus tard possible est toujours le meilleur. Quelque réitérées que soient les instances des personnes chargées du soin des enfants qui sont dans cette position, la prudence veut toujours qu'on ne mette aucune précipitation à s'y rendre.

Quelque soin qu'on ait pris de surveiller de bonne heure l'arrangement des dents secondaires, il arrive néanmoins assez souvent que quelques unes d'entre elles persistent à se développer dans une mauvaise direction, et présentent même quelquefois des irrégularités fort bizarres. C'est ainsi qu'on voit dans quelques cas le bord latéral d'une dent regarder les lèvres ; dans d'autres la face antérieure est devenue postérieure. On en voit aussi qui sortent très haut sur les gencives, ou bien très profondément sur le palais.

Parmi ces irrégularités, une des plus fréquentes est sans contredit la saillie en avant d'une dent quelconque, ou la tendance qu'a son extrémité à se porter vers le fond de la bouche : ce qui constitue ce que les auteurs appellent communément obliquité antérieure et obliquité postérieure. J'en ai rencontré une foule d'exemples, et j'ai constamment vu avec la plus vive satisfaction que la plupart des dentistes avaient jusqu'ici beaucoup trop exagéré les difficultés de leur redressement. Faisons ressortir l'efficacité de nos soins, mais ne refroidissons pas le zèle de tant de personnes qui sont dans la nécessité d'avoir recours à nous.

L'art du dentiste offre donc une multitude de ressources pour obvier à ces différents inconvénients ; mais il est évident qu'il faut avoir recours à ces ressources le plus promptement possible; car les difficultés qu'on éprouve à corriger la direction vicieuse d'une dent augmentent nécessairement d'autant plus qu'elle acquiert davantage de solidité. Telle est même l'étendue du pouvoir de notre art à ce sujet, que, par la simple évulsion d'une ou plusieurs dents en temps opportun, on est parvenu à annuler les suites de cette disposition si défectueuse par laquelle la mâchoire inférieure vient faire saillie au devant de la supérieure.

Les personnes dans la famille desquelles cette coupe de la moitié inférieure de la figure, qu'on désigne vulgairement sous le nom de *menton de galoche*, serait très prononcée et semblerait être héréditaire, agiraient sagement en soumettant de bonne heure leurs enfants à l'examen d'un dentiste instruit; car par cela même qu'il est prouvé pour nous que, par la direction que nous donnons au remplacement des dents de lait, nous pouvons favoriser l'agrandissement de la mâchoire, il reste évidemment démontré que ce n'est pas parler avec trop de prévention de notre art, que d'avancer que, par des manœuvres dirigées en sens opposé et appropriées au cas, nous pouvons favoriser le rétrécissement de cette partie, ou du moins nous opposer à son entier développement ; et ce que le raisonnement indique à cet égard, l'expérience l'a déjà plus d'une fois démontré.

On connaît deux ordres de moyens de ramener une dent déviée à sa place naturelle. Les uns agissent avec lenteur et continuité, mais sans occasionner la moindre douleur ; tandis que les autres ont une action brusque qui expose non seulement à dépasser le but, mais encore à faire éclater les parties qu'on désire faire céder ; aussi sont-ils aujourd'hui généralement abandonnés et doivent-ils être sévèrement proscrits.

La description de ces différents moyens appartient à la chirurgie et non à l'hygiène dentaire, et on conçoit d'ailleurs que leur application et leur combinaison doivent varier suivant une foule de circonstances, et que leur bon effet résulte uniquement de la perspicacité et de l'adresse du dentiste ; qualités auxquelles aucune description ne saurait suppléer, quelque correcte et minutieuse qu'elle fût. Mais comme la persévérance que mettent encore beaucoup de personnes à douter de l'efficacité de nos moyens ne saurait avoir que de fâcheux résultats, il n'est pas inutile, je pense, de rappeler ici qu'une dent qu'on cherche à redresser ne représente pas une force inerte qu'on doit surmonter, mais une force vivante retenue par des puissances actives comme elle, et dont on veut ou changer la direction, ou modifier le mode d'accroissement.

Qu'on réfléchisse d'ailleurs à la facilité avec laquelle les plus résistantes de nos parties cèdent à l'action de la puissance la plus légère, mais longtemps continuée, et on reconnaîtra qu'un dentiste adroit peut soutenir, sans crainte d'être démenti, qu'il est peu de cas simples dans lesquels un fil conduit habilement et secondé par quelques autres moyens appropriés à la circonstance, et par conséquent d'une nature infiniment variable, ne lui suffise pour redresser une dent, quelque déjetée qu'elle soit. Ne voit-on pas tous les jours des

os déviés être insensiblement ramenés à leur
rectitude primitive? Pourquoi penserait-on
que les dents fussent les seules de nos parties
qui soient tellement fixées qu'elles ne pussent
changer la direction que quelques circonstances accidentelles les ont forcées de prendre?

A peine avais-je émis ces idées qu'on leur a
fait deux objections : la première, c'est que les
dents ne se courbant pas elles-mêmes comme
les os, on avait tort de supposer qu'elles pussent être redressées comme eux ; la seconde,
c'est qu'une dent, étant fixée dans son alvéole
et surtout fortement maintenue par l'orifice
de ce dernier vers son collet, toute puissance
appliquée sur sa couronne devait faire exécu-
ter à sa racine le même arc de cercle, et par
conséquent exposer le fond de l'alvéole à une
fracture de ses parois.

La première objection est plutôt un jeu de
mots qu'une raison sérieuse; car il est évident
que ce n'est jamais, à proprement parler, une
dent courbée qu'on prétend redresser, mais
une dent déjetée qu'on veut ramener à sa direction normale. La seconde repose sur une

erreur que détruit le plus simple examen. On a considéré une dent qu'on cherchait à ramener comme un levier du second genre dont la couronne serait le bras de la puissance, la racine la résistance, et le collet le centre des mouvements. Mais la racine étant contenue dans tous ses points par l'alvéole qui lui est intimement accolé, la véritable résistance est l'orifice de cet alvéole, tandis que le centre des mouvements est le sommet de la racine; en un mot c'est un levier du premier genre; donc toute tentative de redressement a pour tendance de faire céder l'alvéole du côté où s'exerce la pression; et voilà tout.

Quand je résumais il y a quinze ans, et à plus forte raison il y a une dixaine d'années, mon opinion sur ce qu'on appelle aujourd'hui *l'orthopédie dentaire*, j'étais bien éloigné assurément de prévoir que le zèle de quelques praticiens irait si promptement au-delà de ce que la prudence permet de demander, tandis que d'autres resteraient si longtemps en-deçà des moyens dont la raison autorise l'emploi.

C'est cependant ce qui a lieu aujourd'hui :

tandis que les uns, partant, par exemple, de cette idée si naïvement triviale, qu'on me pardonne l'expression, que *l'habitude qu'on laisse contracter aux enfants de sucer leur pouce* (1) est la principale raison du défaut de largeur des arcades alvéolaires et par suite des irrégularités de la denture, conseillent, pour favoriser cet agrandissement, de passer régulièrement matin et soir les doigts dans la bouche des enfants ; les autres conseillent, pour redresser les dents, des moyens compliqués qui trahissent de leur part une ignorance absolue du mode d'union des dents et de leurs alvéoles, et jettent des doutes sur ce que peut faire l'art sagement appliqué.

Voulant donc, non pas établir des préceptes d'exécution, ce qui, comme je l'ai déjà dit, est étranger à mon sujet, mais fournir aux personnes étrangères à la science l'occasion d'apprécier la valeur de nos moyens orthopédiques et de juger le point précis où leur emploi se maintient dans les limites de la pru-

(1) LEFOULON ; *Nouveau Traité de l'art du Dentiste.*

dence, je me contente de résumer ici en quelques corollaires ce qu'une étude approfondie
de la matière et près de vingt années d'expérience m'ont appris.

1° Tout appareil ayant pour but le redressement d'une dent doit avoir une action lente
et continue. Les bandeaux métalliques appliqués en avant et en arrière de l'arc dentaire, et
sur lesquels viennent aboutir les fils attrac-
teurs, sont encore les moyens les plus sûrs et
les plus simples. Tous ceux qui agissent par
secousses, quelque faibles qu'elles pussent
être, ébranlent les dents et tendent à rompre
l'intimité de leur union aux alvéoles.

2° La facilité du redressement est toujours en
raison directe du faible degré de déviation de la
dent, du jeune âge du sujet, de l'évasement de
l'arcade maxillaire, et de la lenteur qu'on mettra à l'obtenir. Les dents déviées en avant sont
plus difficiles à être ramenées en ligne; d'abord
parce que la cloison alvéolaire est plus épaisse
en arrière qu'en avant et que quand ces dents
tendent à rentrer leurs racines viennent faire
effort sur la paroi antérieure de l'alvéole qui,

étant très mince, peut facilement éclater.

3° Tout dentiste qui ne se ménage pas un espace nécessaire pour recevoir la dent qu'il veut redresser, qui ne prend pas des points d'appui sur plusieurs dents à la fois, enfin qui promet beaucoup, et surtout qui ne s'arrête pas aussitôt que sous l'influence de ses moyens la dent semble augmenter de longueur ou qu'un suintement s'établit entre elle et son alvéole, trahit son peu d'habitude et compromet à la fois sa réputation et son art.

Les soins qu'exige l'arrangement des dents ou mieux l'entretien de la bouche chez les enfants, ne sont donc pour la plupart que d'une facile exécution, puisqu'ils consistent le plus ordinairement à observer la marche qu'affecte la nature, et à détruire les obstacles qui pourraient la forcer à dévier de son ordre habituel, en s'opposant à son entier développement.

Cette considération devrait être un mobile assez puissant pour l'emporter sur l'insouciance que témoignent à cet égard tant de parents,

dont les uns affectent de méconnaître totalement la nécessité de ces soins, tandis que les
autres les confient à des domestiques dont le
zèle ne suffit jamais pour garantir les enfants
des atteintes du mal : aussi ne saurait-on trop
se récrier contre cette confiance déplacée. Les
mères, les mères seules, peuvent prendre
assez d'intérêt à leurs enfants pour remplir
cette tâche indispensable. J'appelle ici leur
sollicitude et j'invoque leur tendresse : que,
jalouses de se montrer en tout dignes du nom
si doux de mère et d'épouse, elles donnent
seulement à l'entretien de la bouche de leurs
enfants quelques minutes des heures qu'elles
emploient à l'arrangement de leur chevelure,
et bientôt nous cesserons d'être affligés du pénible spectacle que nous offre un si grand nombre d'enfants dont les bouches portent l'empreinte d'une destruction qui ne devrait être
que le triste résultat du poids des années.

Je ne pense pas que, pour se dispenser des
soins dont je cherche à faire sentir l'importance, on puisse alléguer l'exemple de quelques personnes dont les dents sont dans le

plus bel ordre, sans que jamais dans leur enfance on y ait fait la plus légère attention. Je
conviens de la possibilité de la chose; mais de
semblables exemples sont beaucoup plus rares
qu'on le dit communément et qu'on affecte
généralement de le croire ; et pour un très petit nombre de personnes chez qui la nature a
tout fait, combien n'en voit-on pas d'autres,
parmi les femmes surtout, qui doivent à l'ob-
stination qu'ont apportée leurs parents à dé-
daigner les soins d'un dentiste ou à négliger
ses conseils, le désagrément d'avoir des dents
si difformes et si mal en ordre, qu'elles n'osent
en vérité rire ouvertement ni presque parler
en compagnie.

§ IV.

*Réfutation de l'opinion qui fait regarder comme dangereux
l'emploi de la lime pour raccourcir les dents qui sont
trop longues et séparer celles qui sont trop serrées.*

Dans le paragraphe précédent, j'ai fait sentir combien il était nécessaire de surveiller la
deuxième dentition pour procurer aux enfants

une denture régulière, et j'ai montré qu'aussitôt que les secondes dents affectaient une direction vicieuse, il fallait avoir recours au chirurgien-dentiste, afin qu'il prévînt de bonne
heure toute difformité de la bouche, ou qu'il
y remédiât prudemment par quelques-unes
des nombreuses ressources que possède son
art à cet effet.

Tout ce que j'ai dit à ce sujet ne s'applique
donc qu'aux dents considérées sous le point
de vue de leur direction, ou mieux sous le rapport de la place que chacune d'elles doit occuper; mais elles peuvent encore offrir plusieurs autres irrégularités dans leur développement : deux des plus fréquentes sont la
longueur disproportionnée de quelqu'une
d'entre elles, et le rapprochement trop intime
de plusieurs ou de toutes.

La première de ces deux irrégularités n'a pas
le seul inconvénient d'être d'un aspect fort
désagréable, mais la dent qui la présente,
heurtant sans cesse sa correspondante de
l'autre mâchoire, la gêne, l'ébranle et en détermine la perte, après avoir occasionné de

très fortes douleurs, et forcé le sujet à ne mâcher qu'incomplétement ses aliments. L'autre
irrégularité est une des conditions que l'observation journalière prouve être défavorables
à la conservation des dents, et elle s'écarte des
règles, peut-être de convention il est vrai, sur
lesquelles nous jugeons de la beauté des dents
qui, à nos yeux, offrent quelque chose de bien
plus gracieux quand elles laissent entre elles
un léger écartement.

L'art du dentiste est loin de rester specta-
teur tranquille des inconvénients qui peuvent
résulter de ces deux défauts de régularité dans
l'ensemble de la denture ; mais une prévention défavorable pour les moyens qu'il emploie à cet effet, éloigne encore beaucoup de
personnes des bienfaits de leur application
opportune. Ces moyens sont, dans le premier
cas, la section de la dent exubérante en longueur ; dans le second, l'isolement des dents
trop serrées.

La lime est le principal des instruments
que nous employons pour remplir ces deux
indications. Au nom seul de cet instrument,

et à l'idée de son application sur les dents
saines, j'entends un grand nombre de personnes me faire cette objection, qu'en limant
une dent on la prive de son émail, et qu'on la
dispose par là à se carier et, partant, à se détruire. C'est là un préjugé que nous ne sau-
rions trop nous efforcer de combattre, parce
qu'il éloigne de notre ministère une foule de
personnes qui, mieux instruites de la véritable
portée de ses moyens, viendraient plus fréquemment en réclamer les bienfaits. Entrons
à cet égard dans quelques explications.

La partie de la dent qui, sous le nom de
couronne, fait saillie hors de l'alvéole, est
composée, comme chacun sait, de deux substances bien distinctes : *l'émail* et *l'ivoire.*
L'émail est l'enveloppe extérieure qui forme
sur l'ivoire une couche plus épaisse sur le
sommet de la couronne que partout ailleurs ;
il est d'un blanc laiteux, d'une extrême dureté, se casse à la manière du verre, se noircit
au feu sous l'action duquel il devient terne
et friable, enfin se dissout en totalité dans
l'acide nitrique, A ces caractères il est facile

de reconnaître l'absence complète des qualités qui constituent l'organisation ; aussi est-on parfaitement d'accord sur ce fait, que l'émail est une substance inorganique destinée à protéger les parties qu'elle recouvre.

Mais de ce défaut absolu d'organisation de l'émail fallait-il conclure, comme on le fait généralement, et cela par malheur, sur le témoignage d'hommes haut placés, que l'ivoire est également inorganique, et alors rejeter complétement l'opinion des anciens qui avaient assimilé cette substance au tissu des autres os? Non, sans aucun doute. C'est en vain que les partisans de cette opinion se fondent sur ce qu'effectivement les recherches les plus minutieuses n'ont fait découvrir dans l'ivoire, pas plus que dans l'émail, aucune trace de vaisseaux ni de nerfs; ce fait prouverait simplement que nos moyens d'investigation sont imparfaits, mais ne saurait à lui seul trancher la question.

Pour être autorisé à refuser à l'ivoire le caractère organique, il aurait fallu pouvoir démontrer d'abord que, soumis à l'action des acides et débarrassé de ses éléments calcaires, il ne se transforme pas en une masse flexible, que la coction réduit en gélatine exactement semblable à celle des os; ensuite que sur le vivant les acides n'y développent pas une sensibilité particulière; qu'il ne se colore pas quand on nourrit un animal avec de la garance; que ses fractures ne se consolident pas; enfin, que dans certaines maladies il ne prend pas, comme tous les autres tissus, la teinte qui est propre à ces maladies. Jusque-là, nous devons nécessairement, **en bonne logique**, regarder l'ivoire comme jouissant de l'organisation et, par conséquent, comme doué des prérogatives de l'animalité.

S'il en est ainsi, que doit-il arriver quand cette substance est mise à **nu**, c'est-à-dire dépouillée de son écorce extérieure représentée par l'émail; que ce dépouillement soit le résultat d'une fracture, ou qu'il soit opéré par l'action d'une lime? Ce qu'il doit alors arriver? c'est que la partie dénudée devient le centre d'un travail vital dont le but est d'appeler les molécules concrescibles, et par suite d'établir une sorte de cicatrisation osseuse qui, par sa dureté, suppléera en grande partie à la perte éprouvée, et ce que l'induction théorique fait pressentir à cet égard, l'observation attentive des faits le démontre.

Qu'on examine, en effet, simplement à la loupe, une couronne de dent anciennement fracturée. On n'y retrouvera plus, suivant l'ordre dans lequel s'opère la formation des couches qui composent l'ivoire, les traces de ces lamelles emboitées les unes dans les autres; mais une surface d'un blanc plus mat, parfaitement unie et que le burin entame avec infiniment moins de facilité que si la dent était fracturée de fraîche date. Ce travail, qu'on peut comparer à une sorte de cicatrisation pour être mieux compris, est encore rendu plus sensible sur une dent, une incisive, par exemple, usée à son bord tranchant. Par quel mécanisme, en effet, la nature empêche-t-elle que la cavité dentaire ne se trouve à découvert par le fait naturel de l'usure? Tout simplement par la formation d'un noyau osseux qui, sous le nom d'osselet, vient garantir la pulpe, et se développe d'autant plus en dedans de la cavité qui recèle celle-ci que 'l'usure fait plus de progrès.

Le raisonnement physiologique et l'observation journalière qui démontre qu'on peut conserver jusqu'à un âge très avancé, exemptes de carie, des dents rompues, se réunissent donc pour prouver que si « l'émail est nécessaire à la conservation des dents, puisqu'il les protége contre l'atteinte des aliments, du froid, du chaud, et en général contre toutes les causes capables d'exercer une action pernicieuse sur l'ivoire, » cette écorce extérieure est pourtant loin d'être d'une nécessité aussi absolue qu'on semble généralement le penser.

D'où il suit nécessairement qu'entre les mains d'un dentiste adroit et prudent, la lime n'expose jamais aux dangers qu'on lui suppose. Sans doute, on peut s'en servir dans des circonstances où elle n'aura aucun résultat favorable ; mais, employée avec modération, elle n'entraîne jamais, d'une manière infaillible, la perte des dents. Toute opinion contraire est une erreur, et, je le répète, un préjugé nuisible dans une foule de cas, parce qu'il conduit bien des personnes à perdre plusieurs dents, dont une opération aussi simple que peu douloureuse leur eût assuré la conservation. C'est ce que je me suis constamment efforcé de prouver, ainsi que l'attestent plusieurs articles publiés par moi dans divers journaux, entre autres dans la *Gazette de Santé*. (1)

Si l'expérience et une explication plausible démontrent non seulement que l'action de la lime n'a pas sur les dents les dangers qu'on lui suppose, mais qu'une dent limée *sur quelques points* n'est guère plus sujette à la carie, que quand elle est entièrement recouverte de son émail, il n'en est point ainsi de l'opinion généralement accréditée, qui fait regarder les dents trop serrées comme se trouvant dans une position infiniment plus défavorable à leur conservation, que celles qui laissent entre elles un léger écartement. Ici, du moins d'après les ouvrages écrits sur la science dentaire, on ne peut alléguer jusqu'à présent que l'autorité de l'expérience; car l'explication

(1) *Voyez* les numéros des 25 février et 3 mars 1811.

qu'on en a donnée dans ces derniers temps (1),
en disant que la carie survenait par l'obstacle
que le rapprochement des dents apportait au
cours des fluides qui circulent dans l'émail,
est tout aussi sujette à contestation que celle
qui consiste à regarder la carie comme le résultat d'une *décomposition*, d'une *putréfaction*,
qui, des matières alimentaires et autres rete-
nues dans les interstices dentaires, se commu-
nique à la dent elle-même.

En effet, s'il est juste d'objecter à cette dernière explication, 1° que, tant qu'une partie
est vivante, elle est inaccessible à la putréfaction ; 2° que la putréfaction n'est autre chose
que le changement d'état d'un corps dont les
éléments constitutifs reprennent leur liberté
primitive, mais n'ont aucune tendance à communiquer un état semblable aux parties environnantes, puisque ces éléments sont, pour la
plupart, nécessaires à l'entretien de la vie ; on
peut prouver aussi que ce n'est pas la gêne
qu'éprouvent les fluides de l'émail qui déter-

(1) Delabarre, *Traité de la seconde dentition*, page 157.

mine la carie des dents très serrées ; et cette preuve, on la trouve dans le moyen même qu'on propose pour prévenir cet accident. Ce moyen est la séparation des dents ; or cette séparation n'a lieu que par une perte de substance dans toute la longueur du bord de la dent, perte qui certainement oppose au libre cours des fluides de l'émail un obstacle bien plus grand que la compression.

D'ailleurs, la comparaison qu'on croit pouvoir établir entre deux dents serrées l'une contre l'autre et deux branches d'arbres dans la même position, dépose elle-même contre cette explication : car la gêne que les vaisseaux de ces branches éprouvent, les force seulement à changer de direction et à former un bourrelet vers le point de contact, et, si elles s'ulcèrent, cet accident ne peut être attribué qu'à la présence de quelque insecte rongeur qui s'est fixé entre les deux branches.

Cette discussion aurait sans doute trouvé plus naturellement sa place dans un ouvrage consacré à la physiologie des dents, que dans un traité de l'Hygiène de la Bouche ; mais j'ai jugé utile de l'aborder, pour prouver que toutes les fois que les médecins qui se livrent plus spécialement à tel ou tel point de la pathologie, voudront expliquer les phénomènes auxquels sont soumis les organes dont la conservation les occupe particulièrement, autrement que par les lois communes, ils s'exposeront à d'éternelles erreurs, et rétréciront la sphère de leur art, au lieu de l'agrandir.

N'est-il donc pas plus simple, pour expliquer la fréquence de la carie sur les dents trop serrées, de dire : plus les dents sont rapprochées, plus il est difficile de les nettoyer; or les matières étrangères, alimentaires ou autres, séjournent entre elles, ramollissent à la longue l'émail, et déterminent sur la substance osseuse elle-même une inflammation dont la carie, qui est l'ulcération des os, est la terminaison ordinaire. Ce qui facilite encore cette inflammation, c'est que les personnes qui ont les dents trop serrées sont continuellement obligées de les tourmenter, au moyen de corps durs, comme des épingles ou des aiguilles, pour en extraire les particules alimentaires qui se logent dans leurs interstices. Enfin quand la carie affecte des dents très rapprochées, on ne s'en aperçoit alors que tard, et lorsqu'elle a déjà fait de grands progrès; ce qui n'arrive pas chez les personnes dont les dents sont dans une circonstance opposée. Terminons par des propositions générales dégagées de toute explication scientifique, et par cela même plus faciles à saisir.

1° La séparation des dents n'est pas un moyen infaillible d'empêcher leur envahissement par la carie ; mais, permettant de les nettoyer plus facilement, elle contribue à éloigner les causes sous l'influence desquelles elle se développe le plus communément.

2° Les légères secousses que l'action de la lime exerce sur les dents, n'ont sur elles aucun résultat défavorable.

3° L'isolement des dents, considéré comme une opération de simple précaution, doit toujours être ajourné jusqu'à seize, dix-huit ou vingt ans, parce que ce n'est guère qu'à cet âge que le cercle formé par l'une ou l'autre mâchoire, ayant atteint tout son développement, on doit perdre l'espoir de voir les dents qui sont trop serrées les unes contre les autres se ranger par les seules forces de la nature ; d'ailleurs, avant cet âge, l'émail n'a point encore acquis une *dureté* suffisante pour qu'on n'ait pas lieu de craindre qu'on ne mette à nu la substance osseuse de la dent, qui pourrait se carier d'autant plus promptement qu'elle jouit alors d'une extrême sensibilité.

De semblables raisons me semblent suffisantes pour engager toutes les personnes qui auraient les dents tellement serrées que quelques-unes s'avançassent sur les autres, ou que toutes fussent jointes au point de ne pas permettre l'introduction d'un cure-dent de plume très-mince, à soumettre leur bouche à l'examen d'un Dentiste, et à suivre les conseils que la prudence exigera qu'il leur donne à cet égard.

CHAPITRE IV.

APPLICATION DES RÈGLES GÉNÉRALES DE L'HYGIÈNE OU
DES LOIS DE LA SANTÉ A LA CONSERVATION DES DENTS.

§ I.

*Des aliments qui conviennent à la conservation des dents
et des différentes parties de la bouche.*

Il en est des dents et de la bouche tout entière, comme de toutes les autres parties qui composent notre corps; leur conservation dans l'état de santé parfaite repose sur deux ordres de conditions parfaitement distinctes : les unes de ces conditions sont générales, c'est-à-dire ne regardent la bouche que parce qu'elle est soumise aux lois fondamentales qui régissent l'économie tout entière; les autres sont particulières ou spéciales, c'est-à-dire ne s'appliquent exclusivement qu'aux dents. Les premières, comme on le voit, constituent le régime de vie proprement dit; les autres ne forment que des précautions locales.

C'est de l'exposé de ces deux ordres de conditions que nous allons nous occuper présentement, et, en suivant l'ordre fixé par leur importance relative, nous commencerons nécessairement par les premières. Mais, dans la crainte d'empiéter trop ouvertement dans le domaine de l'hygiène générale, nous nous bornerons toutefois à leur égard à quelques règles sommaires, en choisissant de préférence celles qui sont plus particulièrement applicables à la conservation des dents.

Le choix des aliments est sans contredit la première et la plus indispensable des précautions que doit prendre toute personne qui attache du prix à sa santé, et par suite à la conservation de ses dents. Mais s'il n'est aucune vérité qui soit moins susceptible de contestation que celle-là, il n'en est malheureusement aucune aussi dont on s'empresse moins de subir les conséquences. Tel est même le peu d'attention qu'on apporte en général à cet égard, qu'on peut avancer, sans crainte d'être contredit, que la moitié pour le moins des maladies qui traversent le cours de la vie humaine, sont l'effet immédiat de l'oubli des principes sur lesquels devrait être réglé tout ce qui a rapport à la nourriture.

Cette assertion irrécusable s'applique particulièrement aux personnes qui forment les deux extrémités opposées de la société des grandes villes : car si dans les rangs inférieurs la nourriture n'y est qu'une suite interminable d'excès, n'est-il pas juste aussi de reconnaître que cette variété indéfinie, ou ce bizarre assemblage de mets qui se disputent le pouvoir d'exciter le palais des opulents, n'est à vrai dire que l'intempérance, et doit porter à la santé des coups aussi funestes que les excès eux-mêmes?

L'homme étant destiné à se nourrir à peu près également de toute espèce d'aliments, comme nous l'avons précédemment établi, la constitution particulière de chaque personne est la règle principale qui doit décider du choix de ceux dont elle doit plus particulièrement faire usage. Cette constitution n'étant autre chose que ce qu'on nomme communément tempérament, et le tempérament, désignant une manière d'être particulière du corps, qui est déjà par elle-même une prédisposition à l'état de maladie, il est évident que les meilleurs aliments pour chacun seront ceux qui tendront à modérer les effets de son tempérament, ou à affaiblir la tendance qu'il peut avoir à dégénérer en maladie.

Ainsi, les personnes dont la fibre est lâche, la peau blanche, les facultés intellectuelles lentes, doivent choisir de préférence leurs aliments dans la classe de ceux qui ont une action excitante sur l'économie, tels que les viandes, le vin pris modérément. Les personnes, au contraire, chez lesquelles le sang est en abondance, la susceptibilité nerveuse vive et les déterminations morales promptes, doivent se nourrir plus particulièrement d'aliments tirés du règne végétal, et choisir pour leur boisson habituelle celles où le principe alcoolique domine le moins, et ainsi de suite pour les autres tempéraments.

Rechercher dans la qualité particulière de chaque aliment l'influence qu'il peut avoir en premier résultat sur l'entretien de la santé, et par suite sur la conservation des dents, serait, comme on le voit, une tâche qui nous éloignerait évidemment de notre sujet. Aussi devons-nous nous borner à tenir compte ici de l'action que certains aliments exercent sur l'état des dents, dans le moment où ils sont soumis à l'acte de la mastication.

On peut dire en général à cet égard, que les substances animales sont moins favorables à la conservation des dents que les substances végétales : et il n'est pas difficile de trouver l'explication positive de ce fait d'observation dans la difficulté qu'on éprouve à extraire d'entre les dents le résidu fibreux des viandes rôties, ou à enlever l'enduit glutineux de celles qui sont préparées à l'ébullition.

Les viandes fumées ou salées, prises comme nourriture habituelle, sont particulièrement celles dont l'action nuisible sur les dents est la plus marquée. C'est à leur usage prolongé que les personnes qui entreprennent sur mer des voyages de long cours, sont redevables de cette terrible affection désignée sous le nom de *scorbut*, et dont le saignement continuel des gencives et le déchaussement des dents sont le premier symptôme, c'est-à-dire le premier indice de la détérioration profonde dans laquelle cette terrible affection jette l'économie toute entière.

Au nombre des substances qu'on regarde généralement comme très contraires aux dents, sont toutes celles qui contiennent du sucre. Cette prévention est-elle réellement fondée, ou ne serait-elle que le résultat de quelques préjugés? C'est une question qu'il est d'abord difficile de trancher; car si d'un côté on objecte que les nègres employés dans la préparation du sucre ont les dents très blanches, et que quelques individus ont conservé leurs dents fort longtemps, quoiqu'ils fissent un très grand usage de sucre (1); d'un autre côté aussi on répond que, bien que le sucre

(1) Le duc de Beaufort avait, à plus de soixante-dix ans, conservé toutes ses dents, quoiqu'il mangeât plus d'une livre de sucre par jour.

ne renferme aucun acide susceptible d'altérer les dents, il ne leur est pas moins préjudiciable par ses qualités physiques. En effet, mangé seul et en substance, il agit très évidemment d'une manière mécanique en frottant, comme toutes les poudres provenant des sels durs, et finit par détruire l'émail à la manière de la craie, de lime ; pris en sirop ou à l'état de confiture, il s'agglutine sur les dents, les soustrait momentanément à l'action de l'air et les force ainsi à devenir le centre habituel d'une fluxion inflammatoire, qui est souvent le triste prélude de la carie.

Ainsi, sans admettre l'influence essentiellement nuisible qu'on attribue généralement au sucre ou aux mets qui le recèlent, influence en faveur de laquelle l'analyse chimique ne dépose rien ; quelle que soit d'ailleurs l'opinion de plusieurs dentistes, il n'est pas moins certain qu'on a de fortes raisons pour conseiller aux personnes qui attachent du prix à la blancheur et à la bonté de leurs dents, d'être modérées dans son usage. On a même plus que des raisons à alléguer à cet égard : car le rôle que joue le sucre dans les poudres dentifrices montre évidemment qu'il est capable d'user à la longue l'émail des dents ; et l'espèce d'agacement qu'il procure chez beaucoup de personnes justifie le second des deux reproches que j'ai pensé qu'on pût lui faire.

Certes, on aurait donc plus de motifs qu'il n'en faut pour détourner les enfants de l'attrait qu'ont pour eux toutes les substances dans la composition desquelles entre le sucre, si d'un autre côté son usage fréquent n'avait pas des dangers pour la santé générale, à cause de la vive excitation qu'il détermine dans toute l'économie, ou, en un mot, s'il n'était pas éminemment *échauffant*.

Les fruits verts, et en général toutes les substances acides, solides ou liquides, sont extrêmement nuisibles aux dents. Les jeunes filles ne sauraient croire combien leur est préjudiciable l'avidité avec laquelle elles recherchent les boissons acidules et les fruits verts ; si la crainte d'altérer leur santé ne les retient pas, qu'elles cèdent du moins aux dangers qu'elles font courir à leurs dents, en sacrifiant à un goût aussi bizarre, pour ne pas dire aussi dépravé.

L'usage des liqueurs alcooliques est aussi très nuisible aux dents ; et en supposant même que leur action chimique fût nulle, elles ont toujours l'inconvénient de mettre les gencives et les diverses parties de la bouche dans un état constant d'irritation, état dont les effets se font ressentir sur les dents, auxquelles cette irritation doit bien vite se communiquer. L'observation a également prouvé que les eaux de puits contribuent promptement à altérer l'émail des dents ; et ce que la connaissance de la composition de ces eaux fait pressentir, l'examen de la bouche des personnes qui en font usage le démontre ; il est en effet peu de personnes, dans les villes où l'emploi de l'eau de rivière est impossible, qui n'aient perdu la plus grande partie de leurs dents avant la quarantième année.

Ce que je dis des eaux de puits peut aussi s'appliquer à certaines sources minérales. Aussi conseillé-je aux personnes que leur santé oblige à fréquenter les établissements thermaux, à rendre, à leur retour, une visite à leur dentiste, afin qu'il s'assure si leurs dents n'ont pas éprouvé quelque altération, ne fût-ce que dans leur couleur.

La nature directe des aliments n'est pas la seule chose à considérer dans le choix qu'on doit faire d'eux, relativement à la conservation des dents ; la forme et la température sous lesquelles ils sont présentés à la bouche, exigent aussi quelque attention.

C'est ainsi qu'on devrait se faire de très bonne heure l'habitude de ne jamais essayer de casser avec les dents aucune espèce de noyaux, des amandes, des noix, etc. : conseil banal, il est vrai, mais dont on ne sent toute l'importance que quand le mal que son oubli a occasionné est irréparable.

Quant à la précaution relative à la température des aliments, elle consiste à éviter les deux extrêmes. Trop chauds, ils occasionnent des inflammations de la membrane qui tapisse toute la bouche et obscurcissent nécessairement le sens du goût, en même temps qu'ils

disposent les gencives à un saignement continuel, et tiennent les vaisseaux et les nerfs que
renferme la cavité des dents dans un éréthisme
constant, que la plus légère cause fait passer à
l'état d'inflammation. Trop froids, ils forcent
le sang à quitter brusquement la bouche, irritent les nerfs dentaires, et disposent à ces
douleurs odontalgiques qu'on rencontre assez
fréquemment sans que la dent offre la plus légère trace d'altération.

C'est surtout le changement brusque de
mets de température opposée, qui est préjudiciable; la sensibilité des dents, excitée tout
à coup en sens contraire, se détériore promptement, et le tissu de la dent en souffre. Cette
réflexion trouve naturellement son application à l'habitude qu'on a généralement de
boire froid immédiatement après le potage.
Un vieil adage dit que cet usage n'est nuisible
qu'au médecin; mais la raison et l'expérience
prouvent qu'il est éminemment favorable au
dentiste; aussi faut-il y sacrifier le moins souvent possible.

§ II.

De l'influence que les vicissitudes atmosphériques et les vêtements exercent sur le développement des maladies de la bouche et des dents.

Après les aliments, l'air et les vêtements qui servent à nous garantir de ses injures sont assurément les objets dont la conservation des dents exige le plus qu'on fasse un examen attentif. Malheureusement, à cet égard, la voix de la vérité a été jusqu'ici, et sera peut-être longtemps encore, impuissante contre l'empire fatal des préjugés et l'ascendant bizarre que la mode exerce si tyranniquement sur les femmes. C'est en vain qu'une foule d'hommes véritablement philanthropes ont conjuré le sexe aimable, auquel je m'adresse en ce moment, de n'adopter que des manières de se vêtir qui n'altérassent ni sa santé ni sa beauté; la raison n'a été entendue que quand il a fallu aller chercher auprès d'elle un remède ou quelque soulagement aux douleurs que le caprice de la mode avait occasionnées.

Dans une matière où ont échoué tant de voix éloquentes, je n'ai donc pas la prétention d'être écouté; mais, pour remplir entièrement la tâche que je me suis imposée, je dois reproduire ici les dangers auxquels on expose en général sa santé, et en particulier ses dents, quand on néglige les précautions en vertu desquelles on peut se soustraire à l'action pernicieuse que l'air, dans certaines circonstances, est susceptible d'exercer sur nous.

La première des précautions qu'on doit prendre à l'égard de l'air, c'est de se défendre également contre une chaleur extrême et contre un très grand froid; mais surtout d'éviter de passer brusquement d'une température extrême à une température opposée.

Après les poumons, les dents sont sans contredit les organes qui sont le plus exposés à ressentir les suites funestes des nombreuses imprudences qu'on commet journellement à cet égard; car elles sont d'autant plus accessibles à toute impression forte, que leur sen-

sibilité est toujours maintenue à un juste degré par la douce chaleur et l'humidité que l'air
contracte en traversant la bouche dans l'acte
de la respiration.

C'est surtout le passage brusque du chaud
au froid, qui est le plus pernicieux aux dents.
Elles sont susceptibles, sous l'influence de
cette cause, de s'altérer de deux manières différentes ; tantôt directement, tantôt indirectement. Directement, par la vive stimulation
que le froid fait éprouver aux vaisseaux sanguins et aux nerfs que contient la pulpe
du canal dentaire ; indirectement, par la
suppression brusque de la transpiration de
quelque partie du corps, qui, quelle que soit
d'ailleurs l'explication médicale qu'on donne
du fait, se porte sur la membrane qui tapisse
la bouche, et de là sur les dents, en donnant
naissance à ces gonflements inflammatoires
de toute l'épaisseur des parois de la bouche,
assez ordinairement désignés sous le nom gé-
nérique de fluxions.

Les femmes doivent à la finesse naturelle de
leur peau, à leur extrême sensibilité et à l'état

de susceptibilité particulière où les place chaque mois l'évacuation sanguine à laquelle elles
sont sujettes, le triste avantage d'être plus facilement accessibles que les hommes aux
effets de tout changement brusque de température. Par malheur, la vie sédentaire et
parfois tout à fait monotone à laquelle nos
institutions sociales les assujettissent, n'est
propre qu'à augmenter encore en elles cette
fâcheuse disposition à contracter des catarrhes,
des fluxions, des maux de gorge, et cette foule
d'indispositions, légères en apparence, mais
dont la répétition entraîne dans beaucoup de
cas la perte de leurs dents.

Le meilleur moyen de se prémunir d'avance
contre les effets nuisibles des vicissitudes de
l'atmosphère, serait de contracter de bonne
heure l'habitude de ne se couvrir que modérément et de prendre en plein air un exercice
qui, en favorisant le développement harmoni-
que de toutes les parties du corps, donnât à
chacune d'elles la force de réagir contre toutes
les causes qui tendent à troubler leur action.

Par malheur encore le plan essentiellement

vicieux d'éducation adopté pour les jeunes filles, tend à un résultat en tout point différent de celui où aboutirait l'habitude dont je viens de faire ressortir les avantages; et le médecin à cet égard est réduit ou à former des vœux stériles, ou à se borner à donner des conseils dont l'application n'est qu'accidentelle.

Aussitôt que la température de l'air éprouve quelque changement, les femmes doivent donc avoir le soin de se couvrir convenablement. Ont-elles à marcher sur un sol mouillé? qu'elles prennent des chaussures propres à garantir leurs pieds de toute humidité. Quittent-elles pendant l'hiver un salon dont la température est très élevée? qu'elles tâchent, au moyen d'un mouchoir approché de la bouche, de soustraire leurs dents à la première impression de l'air.

La précipitation avec laquelle la plupart des jeunes personnes sortent des bals ou des réunions de nuit, qui ont ordinairement lieu dans le moment le plus rigoureux de l'hiver, est éminemment funeste à un très grand nombre d'entre elles; car enivrées du plaisir d'avoir fixé les regards, et de l'idée si agréable et en même temps si naturelle d'avoir mérité et reçu quelques compliments flatteurs, elles oublient presque toujours dans ce moment ce que la prudence indique de faire. C'est à une mère à rappeler dans cet instant à sa fille les précautions que la nécessité exige d'elle; ce que l'amour maternel lui prescrit dans ce cas, l'intérêt personnel suffirait seul pour le commander; car une mère, en recevant de toutes parts le juste tribut d'hommages qu'on s'est empressé de payer à la beauté de sa fille, ne contracte-t-elle pas évidemment l'obligation sacrée de veiller elle-même à la conservation de ses charmes?

Peut-être même est-il très convenable que j'avertisse ici les mères de l'imprudence que commettent quelques jeunes filles qui, pour se procurer le plaisir d'une promenade ou d'un bal, cherchent à se débarrasser de l'incommodité à laquelle elles sont assujetties chaque mois, en plongeant leurs pieds ou leurs mains dans l'eau froide. Tous les médecins qui ont écrit sur les maladies des femmes, ont signalé les accidents auxquels une telle imprudence pouvait donner lieu, mais il n'est point indifférent que j'en parle ici, puisque des fluxions continuelles et la perte des dents en sont les suites les plus fréquentes et malheureusement les moins redoutables. Combien de fois en effet n'a-t-on pas vu des jeunes femmes acheter, au prix d'une fluxion de poitrine mortelle, l'espoir qu'elles ont eu d'entraver en vain la marche de la nature, et le désir de se soustraire momentanément au joug de quelques réserves qu'elle leur impose?

Les femmes doivent aussi se préserver du dangereux écueil où les entraîne si souvent le désir de se vêtir d'étoffes légères au renouvellement de la belle saison, et de rester longtemps exposées à l'humidité que les arbres entretiennent sur la plupart de nos promenades, et que la couche légère de sable dont leur sol est recouvert n'est pas propre à dissiper. Ce conseil s'adresse particulièrement à celles qui seraient enceintes ou dans le moment de leur éruption périodique, et devrait être d'autant plus strictement suivi, qu'elles auraient une disposition à contracter des rhumes et qu'elles seraient sujettes à des douleurs de dents.

Un usage trop fréquent des éventails, en arrêtant à chaque instant la transpiration, peut aussi avoir une part active dans le développement des différentes maladies des précieux organes dont la conservation nous occupe. La plus légère réflexion suffit pour faire sentir la réalité de l'inconvénient que j'attribue à l'action de l'éventail, car s'exerçant sur la figure, son effet doit se faire particulièrement sentir sur les différentes parties qui composent la bouche.

Au nombre des objets qui font partie de la toilette des femmes, et qui portent une atteinte fort préjudiciable aux dents, on peut mettre les fards et un grand nombre d'eaux spiritueuses dont on fait un usage assez fréquent. Presque tous ces cosmétiques contiennent des substances minérales qui sont de véritables poisons. C'est ainsi que dans les fards il entre ordinairement de l'antimoine, du bismuth, de l'oxide de plomb, tandis que les eaux spiritueuses, comme les eaux de *Ninon*, des *Sul-*

tanes, à la *Duchesse*, à la *Maréchale*, contiennent fréquemment du muriate sur-oxigéné de
mercure, ou du muriate de plomb (1). Les
unes de ces substances agissent directement
sur les dents auxquelles elles sont portées par
les vaisseaux lymphatiques qui de la peau vont
se ramifier sur la membrane tapissant toute
la bouche ; les autres agissent à la manière de
tous les astringents, dont l'effet est de tendre à forcer le sang d'une partie à refluer sur
les organes voisins.

Par un heureux retour aux usages approu-
vés par la raison et le bon goût, l'emploi de
la plupart de ces préparations dangereuses est
aujourd'hui presque entièrement tombé en
désuétude. Mais les femmes qui, par leur position seraient obligées d'en faire usage, et
pourtant tiennent à conserver leurs dents, ne
devraient se servir que de cosmétiques qui

(1) Si on veut se convaincre de l'action pernicieuse qu'ont sur
les dents toutes les substances dans la composition desquelles entre
le mercure, il suffit de voir l'état affreux de détérioration où est la
bouche de tous les individus qui sont employés à l'étamage des
glaces. Ces malheureux traînent leurs jours dans une langueur
continuelle, dont le premier effet est la perte totale de leurs dents.

ne renfermassent aucuns sels ou oxydes métalliques : ceux qui sont composés de substances végétales, comme le *carthame*, le *sceau de Salomon*, et les différents bois de teinture, ne sont pas sans inconvénient pour la peau, mais leur action semble moins pernicieuse aux dents ; aussi méritent-ils la préférence.

Une habitude qu'ont encore la plupart des femmes en s'occupant de leur toilette, c'est de porter sans cesse des épingles ou des aiguilles à leur bouche, et de se servir de leurs dents pour couper du fil, de la soie, etc. Ces corps durs altèrent à la longue l'émail, et ce qui le prouve, c'est que toutes les femmes qui par état se livrent habituellement à des ouvrages d'aiguille ont une perte de substance vers les dents qui répondent à la commissure des lèvres. La même chose se remarque, comme nous le verrons bientôt, sur les hommes qui ont l'habitude de fumer dans des pipes ayant des tuyaux de terre, ou de toute autre matière dure. Quelques-uns de ces derniers ont même les incisives latérales et les canines tellement usées qu'ils sont obligés de placer leur pipe du côté opposé à celui où ils la plaçaient habituellement.

Le conseil que je donne aux femmes de s'abstenir entièrement de cette habitude trop commune, ne pourrait donc paraître minutieux qu'aux personnes qui jugent trop légèrement et qui ignorent qu'en fait de maladies, les causes les plus simples peuvent conduire à de funestes résultats. La nécessité ne nous force-t-elle donc pas assez souvent à nous écarter de la route du bien, sans que nous négligions encore les précautions qu'il est en notre pouvoir d'opposer à l'atteinte du mal?

Enfin, pour compléter l'examen de l'influence défavorable et même éminemment pernicieuse que l'air, dans quelques positions particulières de la vie, peut exercer sur les dents, il me resterait à considérer la conservation de la bouche dans ses rapports avec certaines professions. Mais il est facile de pressentir que les recherches et les réflexions que pourrait me suggérer ce sujet m'entraîneraient dans une foule de considérations physico-chimiques plus propres à figurer dans un ouvrage uniquement réservé aux médecins, que dans un livre plus spécialement destiné aux personnes étrangères à l'art et jalouses de conserver leurs dents.

D'ailleurs, pourquoi charger de sinistres couleurs le tableau déjà si sombre des causes qui peuvent exercer sur la bouche ou sur les dents une influence dévastatrice? La plupart des individus qui se livrent à des professions insalubres, ordinairement placés entre les premiers besoins de la vie et l'amour de leur santé, subissent le joug rigoureux de la nécessité, et mes conseils, quelque sages et prudents qu'ils fussent, ne sauraient les garantir des peines attachées à leur position. Tout ce que nous pouvons faire à cet égard, c'est de gémir, avec tous les hommes véritablement amis de l'humanité, en voyant à quel prix nous achetons quelquefois les douceurs de la vie sociale, et à combien de milliers d'individus les plus faibles de nos jouissances coûtent journellement la vie.

CHAPITRE V.

DES RÈGLES SUIVANT LESQUELLES DOIVENT ÊTRE DIRIGÉS LES SOINS PARTICULIERS QU'EXIGE LA PROPRETÉ DES DENTS.

§ 1.

Des soins journaliers qu'exige l'entretien des dents, et de la nécessité de faire sentir de bonne heure leur importance aux jeunes gens.

Quelque heureux résultat que puisse avoir sur la conservation des dents le soin qu'on aura pris de ne choisir que des aliments convenables, et de soustraire sa bouche à tout air qui n'aurait pas les qualités requises, l'espoir de conserver longtemps ces précieux organes serait encore chimérique, si on dédaignait de se soumettre à certaines précautions locales dont nous avons déjà établi plus d'une fois ailleurs l'indispensable nécessité.

Ces précautions forment ce qu'on nomme

communément les soins de propreté de la bouche. Elles semblent en général d'une exécution si simple et si facile, que quelques personnes pourraient penser, au premier abord, que je devrais m'en tenir ici à faire ressortir leur nécessité, et passer légèrement sur leur description. Mais je suis tellement convaincu que, parmi les personnes qui tiennent le plus à la bonté et à la blancheur de leurs dents, il n'en est qu'un très petit nombre qui ne commette pas de fréquentes erreurs dans les règles suivant lesquelles doit être dirigé tout ce qui constitue ces soins journaliers, que je me fais un devoir de n'omettre aucun des détails, même les plus minutieux, qui peuvent faire ressortir leur importance et rendre leur emploi fructueux.

Le premier de tous les soins journaliers qu'exige la conservation des dents, c'est de se rincer la bouche tous les jours immédiatement en sortant du lit, avec de l'eau à la température de 10 ou 12 degrés. Cette précaution de n'employer d'abord que de l'eau n'est point à négliger, car il est évident que si on se sert de suite d'une brosse ou de tout autre corps, on promène sur les dents et sur les gencives les muquosités dont la bouche s'est enduite pendant la nuit, et on parvient ainsi plus difficilement au but qu'on se propose.

L'eau pure pourrait ordinairement suffire à cet effet; mais il est infiniment mieux d'y ajouter quelques gouttes d'une eau-de-vie légère ou d'une eau de Cologne préparée par un pharmacien, et non pas de celle qui recèle quelques substances nuisibles, comme on n'en achète que trop souvent chez les marchands étrangers à l'art du parfumeur; ou, mieux encore, quelques gouttes d'un élixir dentifrice simple comme celui-ci :

Eau-de-vie de gaïac. . . . . . 192 gram. ou 6 onces.
Eau vulnéraire spiritueuse. . . 192 id. ou 6 id.
Huile essentielle de menthe. . 6 gouttes.

On peut aromatiser cet élixir avec toute autre substance que la menthe, comme le girolle, l'ambre, la rose, etc.; quelques personnes y ajoutent même un peu d'éther sulfurique, qu'il faut bien se garder de confondre avec l'acide du même nom que contiennent certains élixirs connus, et dont l'action éminemment corrosive, quand il n'est pas employé avec la plus grande réserve, peut produire les plus graves accidents.

Cet élixir convient très bien aux personnes dont la bouche est dans un état de santé parfaite; mais celles qui auraient soit quelques dents cariées, soit les gencives habituellement saignantes, fongueuses ou seulement blafardes, soit enfin l'haleine très forte, ce qui ne dépend pas toujours d'une carie dentaire, mais tient très souvent à des digestions imparfaites ou à une irritation chronique de la membrane muqueuse qui tapisse les voies digestives ou pulmonaires; ces personnes, dis-je, feraient bien de lui substituer la préparation suivante qui s'emploie de la même manière:

Eau-de-vie de gaïac. . . . . . . 128 gram. ou 4 onces.

Eau-de-vie camphrée. . . . . . 16 id. ou 1|2 id.

Essence de menthe. . . . . . . 10 gouttes.

Essence de cochléaria. . . . . . 6 id.

Essence de romarin. . . . . . . 10 id.

Voici d'ailleurs la composition de l'eau dentifrice que je recommande à mes clients, sous le nom d'élixir *stomaphile*, et de l'emploi de laquelle j'ai toujours eu beaucoup à m'applaudir depuis près de vingt ans que j'en préconise l'usage :

Alcool rectifié. . . . . . . , . .	6 litres.
Essence de menthe.	96 gram. ou 3 onces.
Essence de cannelle.	32 id. ou 1 id.
Benjoin en larmes.	32 id. ou 1 id.
Cochenille.	4 id. ou 1 gros.

En m'en tenant aux trois élixirs qui précèdent, je ne prétends pas assurément les désigner à l'exclusion de tous les autres ; je reconnais au contraire qu'il en existe dans le commerce qui peuvent tout aussi bien convenir ; mais j'engage les personnes qui tiennent à la conservation de leurs dents d'éviter avec le plus grand soin toutes les préparations de cette nature qui contiendraient des acides, en quelque faible quantité qu'ils y fussent. Le meilleur moyen de reconnaître si elles en contiennent, c'est de ne jamais en employer

sans les avoir soumises au papier bleu tour-
nesol : si ce papier, mis en contact avec ces
eaux, tourne au rouge, il est certain qu'elles
contiennent des acides, et on doit les rejeter,
parce qu'elles feraient payer trop cher l'éclat
passager qu'elles donnent aux dents.

Quoi qu'il en soit, quand on s'est rincé la
bouche, on fait usagé d'une poudre dentifrice
dont on frotte légèrement dans tous les sens,
avec un corps humide, doux et flexible, non
seulement les dents, mais encore les gencives.
Mais sur quel corps faut-il appliquer cette
poudre? faut-il donner la préférence à une
brosse, à une éponge fine, même au doigt mu-
ni d'un morceau de drap ou roulé sur le coin
d'une serviette?

L'usage s'est, à cet égard, entièrement pro-
noncé en faveur de la brosse, et Fauchard,
l'Hippocrate de la médecine dentaire, revien-
drait assurément de l'opinion défavorable
qu'il avait des brosses de crin en voyant avec
quelle facilité on peut aujourd'hui s'en procurer d'une extrême finesse, les formes va-
riées qu'on leur donne pour que rien de ce

qu'elles doivent atteindre, n'échappe à leur action ; enfin le prix modique auquel on les établit et qui permet de les renouveler aussitôt qu'en s'usant leurs crins deviennent plus durs.

L'éponge, dont Fauchard préconise les avantages, a d'ailleurs l'inconvénient de produire, en passant sur les dents , une sensation fort désagréable, surtout pour les personnes qui , à la suite de quelque accident ou de quelque opération, ont des dents privées d'une partie d'émail. Ensuite la brosse, a, comme je viens de le dire, l'avantage de pouvoir être dirigée sur les côtés des dents, et de les frotter ainsi dans tous les sens ; tandis que les éponges, fixées sur un corps résistant, ne frottent que sur le milieu des dents, et n'agissent en aucune façon sur le point par lequel elles se touchent, et où il est pourtant le plus nécessaire d'agir. L'éponge peut, à la vérité, être employée libre, c'est-à-dire sans être fixée sur aucun corps qui lui serve de soutien ; mais alors, les doigts ne pouvant l'introduire profondément dans la bouche, elle ne nettoie que les dents de devant, et ne remplit, par conséquent, que la moitié de l'indication qu'on cherche à remplir.

On se sert encore, pour nettoyer les dents, de différentes racines taillées en pinceaux par l'une de leurs extrémités. Ces racines sont ordinairement celles de réglisse, de luzerne ou de guimauve, qu'on fait bouillir à plusieurs eaux, et dont on ne se sert qu'après les avoir teintes et aromatisées. Si elles ont sur les brosses l'avantage d'être plus douces, elles ont aussi l'inconvénient d'être difficiles à conserver; car, placées dans un lieu sec, elles se durcissent trop; exposées à l'humidité, elles se moisissent. Leur usage est aujourd'hui généralement abandonné, et on ne les trouve guère que dans quelques anciennes officines.

On ne peut donc se le dissimuler, l'emploi de la brosse est tellement préférable à l'éponge, et est si favorable à la conservation des dents, qu'on lit, dans un *Voyage dans l'Afrique occidentale*, que les femmes de *Panjetta*, qui prennent de leurs dents un soin tout particulier et qui ne connaissent point l'usage de nos brosses de crin, y suppléent en les frottant plusieurs fois par jour avec de petites branches de tamarin préparées en pinceaux à cet effet et chargées d'une poudre très fine provenant de la pulvérisation de diverses plantes aromatiques desséchées. A l'aide de ce moyen aussi simple que rationnel, ces femmes ont généralement les dents les plus belles qu'il soit possible de voir et les conservent longtemps.

Quant à la poudre dentifrice dont on doit faire usage, le choix n'en est pas non plus indifférent, car un grand nombre de celles qu'on trouve dans le commerce contiennent ou des substances qui peuvent nuire aux dents ou des sels acides en quantité plus que suffisante pour atteindre le but qu'on se propose dans leur emploi. Voici la composition de celles dont on fait le plus souvent usage.

Terre sigillée préparée. . . . 160 gram. ou 5 onces.

Magnésie. 48   id.   ou 1 once 1⁄2

Girofle en poudre. 1   id.   ou 20 grains.

Cette poudre suffit ordinairement aux personnes qui, ayant les dents habituellement

blanches, n'ont besoin que de les entretenir.
Voici la composition d'une autre un peu plus
compliquée, mais infiniment supérieure.

Albâtre carbon. et pulvér. . . . 192 gram. ou 6 onces.
Iris de Florence pulvér.. . . . 64 id. ou 2 id.
Roses de Provins, id. . . . . 32 id. ou 1 id.
Essence de girofle et rose. . . quelques gouttes.

Cette poudre, plus active que la première,
comme le fait pressentir sa composition, doit
être principalement employée dans les cas où
l'émail aurait besoin d'être rappelé à un état
de blancheur naturel que lui aurait fait perdre
la négligence qu'on aurait mise dans les soins
journaliers que réclame la propreté de la bouche; mais, de même que la première, elle est
composée de substances qui ne communiquent
aucune couleur aux parties sur lesquelles on
l'applique; aussi je crois devoir donner ici la
composition d'une poudre également simple,
qui, à l'avantage de blanchir parfaitement
les dents, joint celui de donner aux lèvres et
aux gencives une belle couleur rose qui dure
une grande partie de la journée.

Magnésie carbonisée. . . . . 192 gram. ou 6 onces.
Os de sèche pulvérisé. . . . 96 id. ou 3 id.
Carmin fin. . . . . 40 centig. ou 8 grains.
Écorce de citron pulvérisée. 4 gram. ou 1 gros.
Sucre blanc. . . . . 32 id. ou 1 once.

Quand on veut préparer soi-même ces différentes compositions, on ne saurait trop avoir le soin de porphyriser toutes les substances qui doivent entrer dans leur confection, pour les réduire en poudre impalpable : sans ce premier soin, elles ne seraient pas seulement désagréables dans leur emploi, mais elles deviendraient essentiellement nuisibles, parce qu'elles rayeraient l'émail et finiraient bientôt par l'altérer profondément.

Plusieurs praticiens, redoutant l'action des sels acides, comme la crème de tartre, qu'on a longtemps employée, ont conseillé de leur substituer des sels alcalins, comme les carbonates de soude ou de magnésie. Cette substitution serait avantageuse si les sels acides avaient besoin d'être employés en assez grande quantité pour agir chimiquement sur les dents. C'est cette idée qui a donné naissance à un opiat (1), espèce de savon connu sous le nom d'*odontine* et qui n'est que du sous-carbonate de magnésie uni au beurre de cacao. Nous devons faire remarquer que, longtemps avant la publicité donnée à cette préparation, nous avions remplacé dans nos poudres la crème de tartre par la magnésie, ou toute autre base peu active.

Quelques personnes, soit pour se soustraire aux dangers qui accompagnent si souvent l'emploi des poudres dentifrices mal préparées, soit pour simplifier leurs besoins, se servent pour nettoyer leurs dents de poudre de tabac et même de suie. Ces substances n'ont pas seulement le grand inconvénient d'une extrême malpropreté, et de laisser à la bouche une saveur excessivement désagréable, mais leur emploi habituel donne aux dents une teinte jaune qu'il est presque impossible de faire disparaître par la suite. Le quinquina

(1) On désigne sous ce nom les préparations qui résultent du mélange des poudres dentifrices à une certaine quantité de miel purifié ; on s'en sert très rarement aujourd'hui, parce que le miel qui entre dans leur composition acquiert assez vite une rancidité qui les rend fort désagréables.

lui-même, tant vanté, employé seul, a le même inconvénient, parce qu'il contient une sorte d'huile empyreumatique capable de pénétrer l'émail par le temps et de lui communiquer une couleur gris-jaune fort tenace.

Enfin, au nombre des poudres fréquemment employées comme dentifrices est celle de charbon. Quand cette substance est réduite à une extrême ténuité, son emploi peut ne pas être nuisible ; mais comme il est insoluble, il arrive souvent qu'il en reste vers le collet de la dent quelques parcelles donnant aux gencives, sous lesquelles elles s'insinuent, un aspect noirâtre qui détourne avec raison bien des personnes de son emploi.

Quelle que soit la poudre dont on aura fait usage, après en avoir frotté ses dents plus en dehors qu'en dedans, où elles sont moins susceptibles de retenir des matières étrangères et de se couvrir de tartre, on doit se rincer la bouche à plusieurs reprises pour enlever le limon que la poudre dentifrice aura déposé sur les dents. On peut se servir à cet effet d'une eau tiède pure, mais il est préféra-

ble d'aromatiser cette eau par quelques gouttes d'eau de Cologne ou d'un élixir dans la
composition duquel n'entreront que des substances balsamiques.

Le jus de citron, le suc d'oseille, l'acide muriatique, dont quelques personnes se servent,
même d'après les avis de plusieurs dentistes,
doivent être sévèrement proscrits ou employés
avec la plus grande circonspection ; car ces
différents acides ne blanchissent les dents que
pour la première fois qu'on les emploie, et
leur usage continu finit par les jaunir, puisqu'ils détruisent insensiblement leur émail et
les privent par là de l'éclat que leur donne la
texture serrée de cette enveloppe extérieure,
qui est la partie la plus dure de la dent.

Indépendamment de la précaution qu'on
aura prise de choisir une brosse dont la force
sera proportionnée à la sensibilité des gencives, à l'épaisseur et à la dureté de l'émail,
on doit observer de la tenir très propre, de
manière qu'après avoir été lavée, elle ne puisse
donner aucune teinte à l'eau claire. Il n'est
pas indifférent non plus de renouveler cette

brosse dès qu'elle commence à s'user, parce que, si, dès le moment où on s'en est servi pour la première fois, elle a un degré de mollesse convenable, elle devient nécessairement trop résistante à mesure que les crins qui la forment perdent de leur longueur.

Chaque fois qu'on cesse de manger, il est indispensable de se servir d'un cure-dent pour enlever les particules alimentaires qui se sont insinuées entre les dents, et dont le séjour favorise la formation du tartre et prédispose à la carie. Les meilleurs cure-dents sont ceux de plume ; il ne faut jamais se servir de ceux de métal et encore moins d'aiguilles, d'épingles et autres corps semblables. Le choix des plumes dont on fait les cure-dents n'est pas indifférent non plus : celles qui sont préparées pour écrire sont trop résistantes ; aussi vaut-il mieux n'en employer que d'une grosseur moyenne, et plutôt celles qui sont un peu opaques que celles qui sont transparentes.

En Italie, par exemple, et dans quelques autres pays, on se sert communément de cure-dents faits avec un bois flexible et en même temps dur; ils ont cet avantage sur ceux de plume, que leur pointe n'est jamais aussi acérée, et qu'ils exposent moins à blesser les gencives. De petites lames de baleine ou d'écaille, effilées et taillées en pointe, peuvent aussi remplacer sans inconvénient les cure-dents de plume, et même ceux de bois.

Dans quelques pays on est dans l'habitude d'offrir aux convives, après le repas, de l'eau tiède pour se rincer la bouche : cette prévenance est fort louable. La forme élégante de quelques coupes consacrées à cet usage, et trouvées dans les fouilles d'Herculanum et de Pompéi, atteste évidemment que les anciens Romains attachaient à ce soin de propreté une grande importance.

Je m'étonne qu'en France, où l'on se pique de porter à l'extrême tout ce qui peut contribuer au bonheur de la vie, on soit si longtemps à adopter généralement cette précaution dont la nécessité est incontestable. Un usage marqué comme celui-ci au coin de l'utilité, compenserait ce qu'a de fatigant le cérémonial d'un grand dîner, et ferait oublier certaines

11.

pratiques que le luxe et l'étiquette ont mal à propos introduites dans le grand monde. Si les hommes croient pouvoir s'en dispenser, les femmes ont tort de s'en abstenir, car les particules alimentaires qui restent fixées sur les dents masquent le poli de l'émail et altèrent l'éclat de la plus belle voix. Cette précaution, qui est nécessaire à toutes, est particulièrement indispensable pour celles qui se proposent de chanter ou de faire les honneurs de la conversation.

Enfin, il n'est pas inutile non plus de faire soi-même, au moins une fois par semaine, l'inspection de sa bouche, j'entends par là se placer devant un miroir pour regarder toutes ses dents les unes après les autres, passer le cure-dent entre toutes, et même les frapper doucement avec un corps dur pour juger si l'on éprouve quelque sensation désagréable qui proviendrait d'une carie naissante, et dont l'œil n'aurait pu s'apercevoir. On peut se servir avec avantage dans ce cas du petit miroir à bouche, dont l'extrême mobilité permet de porter la vue sur toutes les parties des dents :

l'importance de ce petit meuble est telle même qu'il devrait avoir sa place marquée sur la toilette de toutes les dames.

Tels sont les soins de propreté ou mieux les précautions journalières que réclame la conservation des dents; ils sont simples comme on voit, et d'une facile exécution; et s'ils paraissent assujettissants, c'est qu'en général on ne sent que trop tard l'importance des avantages qu'ils procurent, tandis que si on en prenait de très bonne heure l'habitude, on y ferait à peine attention, et on s'y livrerait comme à tant d'autres soins auxquels on se livre, pour ainsi dire, à son insu.

C'est surtout aux jeunes filles qu'il importe de faire contracter de bonne heure cette précieuse habitude; et si les conseils ne suffisent pas, il est, pour se faire écouter d'elles, un moyen presque infaillible : c'est de piquer leur amour-propre, et de leur montrer jusqu'à quel point toute négligence apportée dans les soins que réclament leurs dents, peut éloigner pour elles ce moment après lequel elles soupirent, même dès l'âge le plus tendre. Il est facile de voir que je veux parler ici du mariage. Ainsi donc, sans trop exciter en elles le désir de plaire, désir dont l'excès, mais l'excès seul est blâmable, on doit leur montrer cependant que si nous attachons un grand prix aux qualités morales des femmes, leurs agréments extérieurs n'en sont pas moins aussi de bien précieux apanages de leur sexe, et seront l'objet éternel des hommages du nôtre.

Pour leur prouver que ces agréments ne sauraient être parfaits sans de belles dents, chaque fois qu'une mère dans la société rencontrera une femme dont la bouche portera l'empreinte de quelque négligence, qu'en la désignant à sa fille elle laisse échapper cette phrase si persuasive : Voilà une femme aimable ; mais elle serait en même temps jolie et aimable si elle avait de belles dents.

Je doute qu'il y ait une seule demoiselle qui ne cherchât, par des soins de propreté ou par de légers secours de l'art du Dentiste, à éviter cette observation qui est de tous les temps, de tous les lieux, et qui sort souvent de la bouche

même de ceux qui sont privés de l'avantage
d'avoir une belle denture, tant est désagréable
la première impression que produit sur nous
l'aspect du mauvais état de cette partie si remarquable de la figure.

D'ailleurs, pourquoi prendre des détours
quand il s'agit de proclamer une vérité que
personne ne conteste? un sexe fait pour plaire
ne doit rien négliger de ce qui peut lui fournir
les moyens d'arriver à ce but. Aux yeux même
d'une austère philosophie, la négligence est
plus blâmable que l'excès contraire. Pour ne
pas sortir de notre sujet, combien de demoiselles ne seraient pas restées *telles*, si leur abord
rebutant n'avait pas éloigné ceux que leur
fortune aurait engagés à solliciter leur main!
Et combien de femmes doivent l'éloignement de leurs époux aux ravages que la négligence a faits à leur bouche, et à l'haleine
désagréable qui accompagne presque toujours
des dents rongées par la carie!

Si j'insiste ici sur la nécessité d'habituer de
bonne heure les jeunes demoiselles à regarder
comme indispensables les soins que demande

la propreté de leurs dents, je ne prétends pas dire que les jeunes gens de l'autre sexe doivent s'abstenir de ces soins. Tel est même mon avis à cet égard, que je cherche vainement à comprendre comment un père peut confier l'éducation de son fils à un étranger, sans lui avoir expressément recommandé de l'habituer à donner à la propreté de ses dents la même attention qu'il accorde à celle de sa figure ou de ses mains.

Prendre de sa personne des soins trop minutieux serait assurément une chose ridicule de la part d'un homme; mais pousser le dédain de soi-même jusqu'à négliger des habitudes que la décence seule réclame, serait une conduite plus ridicule encore. C'est ce qu'il ne faut cesser de représenter aux jeunes gens. Quelle que soit la position de la société dans laquelle ils se trouveront, ils applaudiront aux vues qui auront dicté de semblables conseils, et se féliciteront de les avoir suivis.

Lancés dans la carrière du barreau ou des lettres, ils exprimeront leurs pensées avec autant de force que de netteté, et, modulant à volonté les inflexions de leur voix, ils parleront plus directement au cœur de leur auditoire et entraîneront son esprit. Médecins, ils ne fatigueront pas la susceptibilité d'un malade par cette odeur désagréable qui s'exhale de la bouche de tant de personnes ; hommes du monde, enfin, ils n'offriront pas le contraste choquant d'une mise recherchée et d'une bouche ravagée par la carie, dont l'aspect est d'autant plus fatigant que celui qui l'offre est moins indispensable dans la société, et passe pour avoir tout le temps nécessaire à consacrer à sa personne.

§ II·

De l'influence qu'a sur les dents l'habitude de fumer, et des précautions que nécessite cette habitude (1).

Dans le paragraphe qui précède je ne me suis occupé que de décrire l'ensemble des soins

(1) L'habitude de fumer se répandant de plus en plus et envahissant toutes les classes de la société, j'ai cru convenable, pour rendre cette nouvelle édition aussi complète que possible, de joindre ici le résumé de la brochure que j'ai publiée en 1829, sous le titre de : *Conseils aux fumeurs sur la conservation de leurs dents.*

que réclament l'entretien de la bouche et la propreté des dents, pour les positions les plus habituelles de la vie; mais il est quelques-unes de ces positions qui, plaçant ces organes dans un état exceptionnel, exigent de notre part une attention particulière; telle est, par exemple, l'action de fumer.

Oh! certes, si la rapidité avec laquelle un usage se répand et l'attrait qu'il offre aux personnes qui l'ont contracté étaient la mesure certaine de l'utilité de l'objet sur lequel il porte, le tabac serait assurément d'une nécessité incontestable. A peine connu en Europe il y a deux siècles, il est tellement en usage aujourd'hui dans tous les rangs de la société, qu'il est devenu une source abondante de richesse pour les gouvernements toujours habiles à spéculer sur les habitudes des hommes, et sur le besoin qu'éprouvent, les uns de se créer des jouissances nouvelles, les autres de subir le joug de l'imitation.

Plusieurs souverains essayèrent en vain, par les mesures les plus rigoureuses, de bannir de leurs états cette habitude du tabac qui s'y introduisait; les lois les plus sévères n'ont pas plus atteint le but qu'ils se proposaient que les impôts énormes que d'autres gouvernements firent prélever sur cette substance. La rigueur des lois, les déclamations des philosophes, les sentences des moralistes, les conseils des médecins, loin d'empêcher sa propagation, n'ont probablement servi, comme toutes les défenses qui s'opposent à nos goûts, qu'à en rendre l'usage plus fréquent.

En voyant de toutes parts les hommes user du tabac, particulièrement en fumée, sous tous les climats, dans tous les degrés de la civilisation, dans toutes les conditions de la vie sociale, dans les palais comme dans les chaumières, sous la tente aussi bien que sur le tillac; les moralistes et les médecins, au lieu de charger des plus sinistres couleurs le tableau des inconvénients attachés à son usage, n'auraient-ils donc pas agi plus sagement en recherchant les moyens de rendre son emploi le moins dangereux possible?

Une sévère raison n'eût même point réprouvé cette tolérance; car non seulement l'observation journalière répondait victorieusement aux assertions exagérées des détracteurs du tabac, et faisait retomber sur euxmêmes le ridicule de l'anathème qu'ils avaient lancé contre lui ; mais encore il eût été possible de trouver dans la nature même de l'homme des raisons qui militent en faveur de son usage; de prouver en un mot que ses inconvénients ne sont pas sans compensation.

L'homme, en effet, n'est-il pas sans cesse, en vertu de son organisation, tourmenté du besoin de sentir, obsédé du désir d'éprouver quelques sensations nouvelles? qu'il vive dans l'état le plus voisin de la nature ou dans le plus haut point de la civilisation, il est plus souvent en butte à la peine qu'occupé de jouir. Or, le tabac, exerçant sur nos organes une impression vive, susceptible d'être renouvelée fréquemment et surtout à volonté, il n'est pas étonnant qu'on se soit d'autant plus vite abandonné à l'habitude de la stimulation qu'il produit, qu'on y a trouvé tout à la fois la possibilité de répondre à ce besoin impérieux de sentir qui caractérise éminemment la nature humaine, et l'avantage d'être pour un instant distrait des sensations pénibles qui assiègent sans cesse notre espèce.

Qu'on ne croie pas cependant qu'en cherchant à prouver que le tabac a quelques avantages qui peuvent compenser une partie de ses inconvénients, je m'érige ici en apologiste de cette substance, et que je cherche à augmenter le nombre tous les jours croissant des personnes qui se soumettent à son usage. Je n'ai d'autre but que d'expliquer quelques-uns des motifs à l'aide desquels le tabac s'est répandu si promptement dans toute l'Europe, et de rappeler aux hommes qui prétendent vouer leur plume au bonheur de leurs semblables, cette vérité trop souvent méconnue, que de l'état de civilisation dont nous jouissons, il est difficile, pour ne pas dire impossible, de séparer quelques abus qui sont également de son essence. L'usage du tabac est, à mon avis, un de ces abus; laissons au temps seul le soin de le proscrire, et en attendant la décision de ce juge suprême, cherchons, s'il est possible, à rendre cet usage moins incompatible avec la santé.

Laissons donc de côté les causes qui ont propagé et qui entretiennent aujourd'hui l'usage du tabac, et passons aux effets qu'il produit, en nous en tenant toutefois exclusivement à l'action de le fumer. Cette action consiste, comme nous ne le savons que trop, à faire parvenir dans la bouche, par un mouvement d'aspiration ou de succion, la fumée que produit une combustion lente et ménagée du tabac. Pendant cette combustion, qui est une sorte de distillation, il se forme une huile dite empyreumatique très corrosive, de l'acide pyro-ligneux qui est le produit infaillible de la combustion de toutes les substances végétales; enfin une certaine quantité d'ammoniaque.

La plupart des personnes qui ont parlé des effets du tabac sur l'économie ont attribué ses propriétés irritantes à l'huile empyreumatique qu'il fournit et qui est tellement âcre et si délétère qu'il suffit de la mettre en contact avec la peau pour y produire une sorte de cautérisation. Ces personnes ont été trompées par l'envie de trouver une arme propre à combattre les partisans du tabac. Avec un peu de réflexion, elles auraient vu que cette huile, si délétère, n'arrive jamais jusqu'à la bouche du fumeur. Dans la pipe elle s'arrête sur les parois du tuyau ; dans le cigare elle se trouve de suite absorbée par l'air libre qui environne de toutes parts les parties sur lesquelles elle se forme. Ce qui irrite la bouche, c'est ce principe âcre, volatil, incolore, propre au tabac, dont la présence a été constatée par les analyses de Vauquelin (1).

Quoi qu'il en soit, l'effet que produit l'introduction de la fumée de tabac dans la bouche d'une personne qui s'y soumet pour la première fois, est un sentiment d'âcreté, un picotement très vif de toute la surface de la bou-

(1) Ce savant a en effet trouvé dans le suc de tabac à larges feuilles frais, 1° une matière rouge encore inconnue ; 2° le principe âcre dont nous venons de parler ; de la résine verte, de l'acide acétique, des sels de potasse, d'ammoniaque, de chaux, de fer et de la silice. Celui du commerce contient nécessairement du carbonate d'ammoniaque et du muriate de chaux, provenant des lessives dont on l'arrose pour lui donner du mordant.

che ; il en résulte bientôt une excitation des glandes chargées de fournir la salive, et une abondante sécrétion de ce liquide. Si l'opération est continuée quelque temps, il survient bientôt des nausées ou envies de vomir, une chaleur âcre et mordicante à la gorge, un violent mal de tête, une brisure des membres, une véritable ivresse. Mais l'habitude diminue insensiblement ces effets et finit, non seulement par les rendre complétement nuls, mais encore par les transformer en agrément; tant est grand quelquefois pour nous le mérite d'une difficulté vaincue !

Il est cependant certains effets locaux contre lesquels cette habitude, quelque prononcée qu'elle soit, ne fait absolument rien, et qui sont même toujours d'autant plus marqués que les actes sur lesquels elle porte se renouvellent plus souvent. Le plus funeste de ces effets, c'est l'altération lente et progressive du système dentaire.

La fumée de tabac agit en effet d'une manière défavorable sur les dents de deux manières : d'abord par sa propriété essentielle-

ment irritante, ensuite par le changement continuel de température dans lequel elle place in-
cessamment la bouche. Les dents que la fumée
du tabac maintient dans une atmosphère
chaude, passent, aussitôt qu'on cesse de fumer, dans un milieu froid représenté par l'air
extérieur, et il est impossible que l'irritation
qui résulte de la répétition fréquente de cette
cause n'entraîne pas de toute nécessité, sinon
immédiatement la carie, du moins une disposition marquée à son développement.

Un autre effet de l'habitude de fumer, tout à
fait inévitable, c'est la formation d'une grande
quantité de tartre sur toutes les dents. Les
auteurs qui ont écrit sur notre art en particulier ou sur les maladies de la bouche en général, ont expliqué différemment, comme nous
le développerons dans le paragraphe qui va
suivre, la formation de cette substance calcaire
qui se forme autour des dents et non seulement en altère la blancheur et l'éclat, mais
encore en compromet la solidité en décollant la
gencive qui les tient accolées aux alvéoles, et
les prédispose à être plus accessibles à toutes

les causes morbifiques, par l'espèce de ramollissement qu'elle fait subir à leur tissu.

De ces auteurs, les uns, et c'est le plus grand nombre, n'ont voulu voir dans le tartre que le résultat d'une précipitation chimique des sels contenus dans la salive; d'autres, au contraire, ont cru que cette substance concrète était l'effet direct d'une sécrétion morbide de la membrane 'muqueuse qui tapisse la bouche et recouvre conséquemment les gencives. Ces deux causes, comme on le voit, se rencontrent chez les fumeurs au plus haut degré : car si d'un côté la salive est fournie chez eux en grande quantité, d'un autre côté aussi la membrane muqueuse buccale est dans un état constant d'irritation, état qui est précisément le principe de toute sécrétion extraordinaire; et tout cela sans qu'il soit nécessaire de rechercher si la salive des fumeurs est plutôt alcaline qu'acide (1).

(1) Je déclare l'avoir trouvée plus souvent alcaline qu'acide. De la connaissance de ce fait on a cru pouvoir conclure que j'avais exagéré les inconvénients de la fumée de tabac sur les dents ; on a eu tort; on aurait dû conclure, par cela même que je ne raisonnais que

Cette influence nuisible de la fumée de tabac sur les 'dents, et que n'atteste par malheur que trop l'observation journalière, semble au premier abord former un contraste avec la vertu qu'on suppose à cette fumée de suspendre tout à coup les douleurs de dents les plus violentes : ce qui guérit un mal, dit-on, ne peut sans doute l'occasionner. Mais, quand on réfléchit à la manière dont elle agit dans ce cas, on explique très bien sa vertu curative, qui consiste tout simplement soit à disséminer sur toute la cavité de la bouche l'irritation dont la dent douloureuse est le siége, soit à épuiser son irritabilité en la portant tout à coup à son *summum* d'intensité. L'altération des dents par la fumée du tabac n'en est donc pas moins un fait démontré par le raisonnement et confirmé par l'expérience. Entrons à cet égard dans quelques détails.

L'action de fumer, avons-nous dit, consiste à faire parvenir dans la bouche, par un mou-

d'après des faits irrécusables, que puisque les dents des fumeurs s'altéraient sous l'influence d'une salive alcaline, elles s'altéreraient encore davantage si cette salive était acide.

vement d'aspiration la fumée que produit la combustion lente du tabac. Mais divers procédés sont employés à cet effet. Tantôt la fumée arrive au moyen d'un tube qui part d'un réceptacle ou fourneau dans lequel est contenu le tabac, tantôt la combustion se fait à l'air libre et la fumée est aspirée directement par une des extrémités du cylindre que représentent les feuilles de tabac roulées sur elles-mêmes, ou par un chalumeau de paille qui plonge dans l'intérieur de ce cylindre ; d'autres fois, enfin, une traînée de tabac est déposée sur un léger morceau de papier ou toute autre enveloppe mince roulée sur elle-même, le feu est mis à une de ses extrémités, et la fumée sort par celle qui est dans la bouche.

A cette description tout le monde reconnaît la pipe, le cigare ordinaire ou à paille, enfin le cigare espagnol communément appelé *cigarette*. Examinons les avantages réciproques, ou, pour parler avec plus de justesse, les inconvénients de ces trois manières de fumer.

1° Différentes substances ont été et sont

encore aujourd'hui mises à contribution pour la composition des pipes. Lorsque l'usage de fumer se répandit en France, on ne vit d'abord que de longs chalumeaux terminés par un petit réchaud d'argent; mais les classes peu fortunées, pour se conformer à la mode aux moindres frais possible, ne tardèrent pas à fabriquer des pipes d'une matière moins chère que l'argent; de là celles faites en métaux communs et en différentes espèces de terre.

Ne devant considérer ici les pipes que sous le rapport de leur composition, nous dirons qu'elles sont d'autant meilleures qu'elles sont composées d'une matière plus douce ou mieux plus perspirable. Car aussitôt que ces pipes s'échauffent, elles absorbent l'huile empyreumatique qui se forme au moment de la combustion, et dont la plus grande partie se dépose au fond du fourneau. La fumée s'en trouvant alors moins imprégnée, n'exerce pas sur la bouche une action aussi irritante et par suite altère moins les organes si essentiels que cette cavité renferme.

D'après ces considérations, qui, pour avoir

échappé à l'attention des fumeurs, même les plus capables de les comprendre, n'en sont pas moins justes, il résulte nécessairement que les pipes de métal sont les plus nuisibles de toutes. Car non seulement elles ne jouissent pas de la faculté d'atténuer le mordant du produit de la combustion du tabac en l'absorbant, mais elles en aggravent encore les effets en fournissant des oxydes d'argent, de fer, de cuivre, suivant leur composition.

Tout ce que nous venons de dire sur les avantages des pipes de terre n'a rapport qu'au fourneau de cet appareil fumigatoire, mais il n'en est pas de même du tuyau destiné à transmettre la fumée dans la bouche ; ce tuyau devrait toujours être composé d'une substance très douce. Dans le cas contraire, c'est-à-dire s'il est en terre, en verre, en corail, en agate, en argent ou en or, non seulement il use les dents sur lesquelles il appuie, au point qu'il n'est pas une personne fumant dans la pipe, qui n'ait sur la bouche la place très prononcée que cette pipe y occupe habituellement ; mais encore il irrite par le frottement continuel la lèvre inférieure, surtout quand les pipes sont pesantes, et prédispose ainsi cette partie à une induration dont une ulcération cancéreuse est souvent le triste résultat. Les bouts de buis, de corne, d'ivoire, pour être meilleurs que ceux de terre ou de métal, sont encore loin d'être tout à fait sans inconvénients.

La nature de la substance dont est composé le tuyau des pipes n'est pas la seule chose qui mérite l'attention des fumeurs qui, à la conservation de l'habitude de fumer, voudraient joindre la conservation de leurs dents. La longueur de ce tuyau est encore à considérer. Il est facile, en effet, de concevoir que plus le tuyau sera long et plus la fumée aura le temps de se dépouiller de la matière irritante dont nous avons parlé, matière toujours d'autant plus abondante que les tabacs sont d'une qualité plus inférieure. Les orientaux, qui passent la moitié de leur vie à fumer, se servent non seulement de tuyaux d'une extrême longueur, mais ont encore très souvent l'excellente précaution de faire passer ces tuyaux dans des vases remplis d'eau. Il arrive de là qu'au moment où la fumée parvient à la partie du tuyau qui plonge dans l'eau, elle se refroidit et abandonne le principe âcre dont elle se trouve en partie dépouillée quand elle arrive à la bouche.

Ces dernières considérations suffisent, il me semble, pour faire apprécier à sa juste valeur l'habitude qu'ont quelques fumeurs de se servir d'une espèce de reste de pipe dont le tuyau, ayant été cassé par accident ou à dessein, est si court que le fourneau touche aux lèvres qu'il brûle le plus souvent, et que la cendre entre dans la bouche avec la fumée. C'est parmi les fumeurs qui ont adopté cette manière qu'on rencontre le plus ordinairement le cancer de la lèvre inférieure. Ensuite, le fourneau de ces pipes étant très rapproché de la figure, y détermine ou y entretient des points d'irritation qui dégénèrent facilement en dartres et résistent aux traitements les plus méthodiquement combinés.

Enfin une chose qui n'est pas moins importante que le choix de la substance dont doit être fait le fourneau de la pipe, et la détermination du degré de longueur que doit avoir son

tuyau, c'est sa propreté. Je ne puis m'empêcher de manifester ici l'étonnement que j'é-
prouve chaque fois que j'entre dans un de ces
établissements qni sont le rendez-vous des fumeurs, et dont le nombre augmente tous les
jours, et que je vois des hommes d'un rang
même assez distingué s'emparer indistinctement de la première pipe venue; instrument
banal que quatre ou cinq personnes imprè-
gnent successivement dans la même soirée de
leur salive, et qui fait courir à tous les plus
grands risques; ainsi que j'en ai rapporté ailleurs de si déplorables exemples (1).

2° Quand on résume les inconvénients de la
pipe, on ne peut donc se dissimuler qu'elle ne
soit le moyen le plus défavorable de fumer. La
meilleure manière, c'est-à-dire la plus simple,
la plus douce et la plus commode, c'est de fumer le cigare. Cette manière prévaut peu à
peu, surtout parmi les gens aisés. Qu'on se
serve du cigare à paille ou sans paille, on y

(1) Voy. de mon Mémoire : *Conseils aux fumeurs* , les pages 51
et 52.

trouve ce double avantage, que les dents n'ont point à souffrir du contact de la matière qui forme le tuyau des pipes ; ensuite, que le tabac, brûlant à l'air libre, perd aisément par la volatilisation une partie de ses principes les plus irritants ; les cigares sont d'ailleurs fabriqués avec les tabacs de la meilleure qualité.

Quant à la cigarette, exclusivement adoptée en Espagne et même en Portugal, elle diffère du cigare ordinaire en ce sens, que le papier qui sert d'enveloppe au tabac, une fois introduit dans la bouche, ne tarde pas à être détruit, et force toujours à mâcher un peu de tabac, qui d'ailleurs est divisé et non pas réuni en feuille. Mais cet inconvénient est compensé par la faculté qu'a le fumeur de faire son cigare à sa volonté, et de ne le composer que de la quantité de tabac qui lui convient.

3° Si, de l'appréciation comparative des diverses manières de fumer, nous passons aux précautions hygiéniques qu'elles nécessitent dans leur ensemble, nous devons reconnaître de suite que, puisque ce n'est que par des soins

continuels qu'on peut, dans les positions ordinaires de la vie, jouir de l'inappréciable avantage d'avoir des dents bonnes et blanches, les
fumeurs doivent nécessairement redoubler de
précautions à cet égard; eux qui, aux causes
de détérioration auxquelles tout le monde est
soumis, joignent encore des motifs qui seuls
exigeraient la plus grande attention.

Un de ces motifs est l'altération habituelle
de leur haleine qui est soumise à deux causes
de fétidité : d'abord l'odeur du tabac, lorsqu'ils viennent de quitter leur pipe et qui se
conserve toujours quelques heures, après s'être
pour ainsi dire animalisée par la chaleur de la
bouche; ensuite cette odeur qui provient, soit
de la carie de quelques dents, à laquelle ils
sont d'autant mieux exposés que, quelque soin
qu'ils en aient, elles sont toujours en général
plus ou moins altérées, soit de l'état habituel
d'excitation dans lequel se trouve chez eux la
membrane qui tapisse les gencives et tout l'intérieur de la bouche.

Ils doivent donc ne quitter leur pipe que
pour se rincer la bouche avec une eau tiède, et,

après plusieurs gargarismes simples, prendre une brosse fine et douce, la promener légèrement sur les gencives et sur les dents, afin de recueillir toutes les matières que les premiers gargarismes auraient détachées. Une habitude qui leur est très funeste, c'est de boire, en fumant, une grande quantité de boissons froides. La bouche et les dents, trouvant dans ces liquides un motif de soustraction brusque du calorique que leur avait communiqué la fumée du tabac, tombent dans un état d'excitabilité que la plus légère cause fait dégénérer en une inflammation, dont la carie sera la suite trop souvent inévitable.

Mais comme l'action de fumer excite la soif, et que peu de fumeurs résistent à ce besoin, ce qu'ils devraient au moins observer ce serait de ne boire que des boissons approchant le plus possible de la température de l'air qu'ils aspiraient en fumant, et de mettre toujours quelques minutes d'intervalle entre l'instant où ils retireront leur pipe de leur bouche et celui où ils en approcheront leur verre.

Comme l'habitude de fumer semble avoir

surtout des charmes après le repas, moment
où la nature invite au repos, il serait utile que
les fumeurs ne prissent leur pipe qu'après
s'être soigneusement rincé la bouche, et avoir
dégagé les dents, au moyen d'une cure-
dent flexible, des particules alimentaires qui
pourraient séjourner entre elles. Cette précaution, dont la recommandation semble être fu-
tile et légère, est cependant loin d'être sans
importance; car il est aisé de concevoir que si
on fume immédiatement après avoir mangé,
la fumée du tabac augmentera encore la force
d'adhésion par laquelle ces particules seront
accolées sur les dents, et les dirigera vers les
anfractuosités que ces dernières pourront offrir et desquelles il sera plus difficile de les
détacher.

Les fumeurs, il est vrai, ne se livrent pas toujours à leur habitude favorite dans des lieux
où ils puissent se livrer immédiatement aux
soins de propreté qu'elle impose; il serait alors à
désirer qu'ils eussent toujours sur eux quelque
substance qui, introduite dans la bouche, en
masquât provisoirement l'odeur pénétrante.

Trois ou quatre de ces pastilles qu'on vend dans le commerce sous le nom de pastilles de menthe, peuvent suffire pour les personnes qui auraient la bouche dans un bon état; mais celles chez lesquelles à l'odeur du tabac se joindrait une haleine habituellement viciée par des dents cariées, feraient bien de se servir de pastilles faites de :

Cachou. . . . . 8 gram. ou 2 gros.

Sucre. . . . . 8 id. ou 2 Id.

Essence de canelle. . . . 10 gouttes.

Mucilage, quantité nécessaire pour faire des pastilles

    de 25 à 40 centigram., 5 ou 8 grains.

Ou des suivantes, dont j'ai le premier donné la formule que voici :

Chlorure de chaux sec. . .   8 gram. ou 2 gros.

Sucre blanc.. . . . . 125 id. ou 4 onces.

Amidon. . . . . 125 id. ou 4 id.

Gomme adragante.. . . .   4 id, ou 1 gros.

Enfin un dernier conseil que je ne saurais trop donner aux fumeurs, concernant la propreté de leur bouche, c'est de la faire visiter souvent, afin que, si quelques-unes de leurs dents s'altéraient en quelque point, il fût possible de s'opposer de suite aux progrès du mal, progrès d'autant plus rapides, je le répète, qu'indépendamment des causes d'irritation générales, auxquelles leurs dents sont soumises, la fumée de tabac devient encore une cause qui, si elle agit lentement sur une dent garnie de son émail, aura une action très active lorsque cette enveloppe extérieure aura fait défaut, en tout ou en partie.

§ III.

Du tartre et de la nécessité de confier au dentiste le soin de son enlèvement. Erreur et préjugé sur l'action des instruments d'acier dont nous nous servons à cet effet.

Si on se soumettait de bonne heure aux soins journaliers que réclame la propreté de la bouche, et qu'on s'en acquittât régulièrement, tant que les dents ne prendraient point part à quelque affection interne, ou n'éprouveraient aucun accident extérieur, on aurait le droit d'espérer de les conserver jusqu'à un âge avancé dans leur état de blancheur naturelle.

Mais, pour une personne qui sent combien la bonté et la beauté des dents intéressent la santé et ajoutent de grâce à la physionomie, ou chez laquelle une éducation sagement dirigée a réduit en habitude les soins sur lesquels repose la conservation d'organes aussi utiles, vingt autres les abandonnent communément au gré de la nature, sans faire la moindre attention aux nombreux inconvénients qui suivent ou accompagnent leur perte.

Quelques-unes même se piquent de négliger leurs dents, et, bravant les douleurs que cette négligence entraîne, n'ont recours au dentiste que pour réclamer de son art des secours qu'il n'est plus en son pouvoir de leur donner, parce qu'elles les ont réclamés trop tard, et que, dans cette circonstance comme ailleurs, les meilleurs remèdes n'ont jamais le résultat avantageux qu'on eût obtenu par de simples précautions prises à temps.

Ce qu'une coupable insouciance a fait faire à ces personnes, d'autres le font par suite de l'erreur la plus grossière, qui leur fait attribuer la durée et la blancheur des dents au peu de

soin qu'on en prend ; préjugé fatal qui les empêche de voir que si quelques individus doivent
à la force de leur constitution et à la bonne disposition de leurs dents l'heureux privilége de
pouvoir se passer de tout soin , il en est une
foule d'autres aussi qui ne parviennent à les
conserver que par une attention , au défaut
de laquelle ils en eussent infailliblement été
privés de très bonne heure.

Mais ne cherchons pas à réfuter ici le raisonnement vicieux sur lequel quelques personnes se fondent pour ne donner aucun soin
à leur bouche ; je suis trop disposé à ne voir
dans ce raisonnement qu'une excuse ridicule,
qu'un voile dont on cherche à couvrir sa négligence, ou mieux sa malpropreté.

Le résultat le plus fréquent et le plus prompt
que puisse produire sur les dents l'insouciance,
ou une confiance calculée dans les forces con-
servatrices de la nature, est la formation du
tartre, espèce de substance pierreuse qui se dépose sur les dents sous la forme de couches va-
riables dans leur couleur et leur densité, non
moins que dans leur épaisseur.

Quelle est la nature intime du tartre, ou mieux d'où provient-il? Il n'est encore assurément aucune personne étrangère à la médecine, qui, en adressant cette question à un dentiste, n'attende de lui une réponse positive. Malheureusement, quelque brillant que paraisse et que soit en effet l'état actuel de la science, cette réponse pourrait bien n'être, comme ailleurs, qu'une hypothèse.

Plusieurs physiologistes et quelques dentistes modernes ont regardé le tartre, les uns comme étant fourni par des glandes qui environnent les dents, les autres comme étant le résultat d'une sorte d'exhalation maladive de la membrane muqueuse qui tapisse les gencives. Mais l'impossibilité où ont été les premiers de démontrer rigoureusement les prétendues glandes dentaires ; les seconds, de prouver que le tartre ne s'amassait qu'autour des dents des personnes dont les gencives étaient malades, nous forcent encore à avoir recours aujourd'hui à cette explication généralement admise, que le tartre est un dépôt de la salive, dont les sels terreux se trouvent précipités par une force chimique, dont on ne s'est pas occupé, il est vrai, de déterminer la nature, et sont déposés à mesure qu'ils se forment sur les dents où ils s'attachent par le moyen du mucus de la bouche (1).

La raison sur laquelle on s'appuie pour soutenir cette opinion, c'est qu'on retrouve à très peu de chose près dans le tartre les éléments qui forment la base de la salive. Ce fluide, en effet, est composé, en grande partie, de phosphate de chaux uni à un peu de phosphate de magnésie. Or, l'analyse chimique du tartre, faite par Laugier, l'a démontré formé de :

Phosphate terreux. 66

Carbonate de chaux. 9

Mucus. 14

Eau. 7

Phosphate de magnésie et oxyde de fer. . 3

La seule substance qu'on trouve dans le

(1) Il me semble que **M.** Delabarre s'appuie à tort de l'opinion de Gariot, en lui faisant dire que le tartre vient des gencives; car Gariot dit aussi positivement, dans son *Traité des maladies de la bouche,* page 257 , que « le tartre recouvre rarement les dents de devant de la mâchoire supérieure, parce que la salive, ne pouvant pas séjourner dans cet endroit, y dépose peu de substance tartareuse. »

13.

tartre et qu'on ne retrouve pas dans la salive, c'est l'oxyde de fer. Ne pourrait-elle pas provenir des instruments d'acier employés à l'enlèvement du tartre? C'est une question que j'adresse aux chimistes. Mais, ce que je ne puis assurer, c'est de ne pas l'avoir rencontrée dans du tartre détaché autrement qu'avec des instruments d'acier; ce qui s'accorde d'ailleurs avec l'opinion de Berzélieus, qui l'ayant analysé avant Laugier, l'avait trouvé composé de :

Phosphate terreux. 79
Mucus. 12
Matière particulière à la salive. 1
Matière anim. solub. dans l'acide hydrochlor. 7

Quoi qu'il en soit de l'origine du tartre, cette substance calcaire s'amasse principalement autour des dents incisives et canines inférieures (circonstance qui dépose encore en faveur de la nature que nous lui avons assignée), et se remarque plus fréquemment chez les personnes déjà avancées en âge que chez les jeunes gens. Tantôt il se présente sous la forme d'un limon très abondant, tantôt, au contraire, il constitue un corps très dur et d'un gris noirâtre; d'autres fois il s'amasse en croûtes épaisses jaunes, qui donnent aux dents qu'il enveloppe l'aspect de corps qui auraient séjourné quelque temps dans certaines sources minérales. Je ne sais si mon observation m'a trompé, mais je crois avoir toujours remarqué que le premier affectait particulièrement les personnes d'un tempérament lymphatique, comme le sont la plupart des femmes; le second, celles d'une constitu tion nerveuse; le troisième, celles d'un tempérament bilieux.

Ce que tous les dentistes ont observé, c'est que le tartre est toujours bien plus abondant chez les individus d'une constitution détériorée, et se trouve en rapport direct avec la quantité de la salive : aussi les hommes qui fument en ont-ils constamment les dents recouvertes; on en a vu quelques-uns chez qui le tartre formait une couche épaisse qui recouvrait plus de la moitié de chaque dent, et les réunissait toutes en une seule masse. C'est

sans doute à cette cause qu'il faut rapporter
les nombreux exemples que plusieurs auteurs
anciens ont cités, d'individus qui n'avaient
qu'une seule dent occupant toute la mâchoire;
non pas que je nie la possibilité de ce fait,
puisque les collections anatomiques en possèdent quelques cas, mais je le crois infiniment plus rare que ne semblent le penser la
plupart des auteurs qui ont écrit sur notre art,
soit des traités élémentaires, soit des mémoires
spéciaux.

S'il est difficile d'expliquer, d'une manière
certaine, la formation du tartre, on n'a du
moins aucun doute sur le mal qu'il fait aux
dents autour desquelles il s'amasse, et à la
partie des gencives qui leur correspond.

Soustrayant la portion de la dent qu'il recouvre à l'action de l'air, il en ramollit l'émail,
en favorise la disparition; et, quand il se trouve
ainsi en contact avec la substance osseuse
elle-même, il l'irrite, l'enflamme et y détermine une carie dont les ravages sont alors
d'autant plus rapides que la dénudation de
l'os est plus grande. S'insinuant entre le collet

de la dent et sa gencive, il détruit l'adhérence qui les unit intimement, force la dent à devenir chancelante et à céder au plus léger effort. Joignons à cela une odeur fétide et un aspect hideux, et nous aurons le tableau exact de la triste position dans laquelle se placent tous ceux qui, pour se soustraire à quelques précautions, abandonnent leur bouche à la merci de ce corps destructeur.

Garantir les dents de l'action pernicieuse du tartre en prévenant sa formation, c'est le résultat des précautions dont l'exposé nous a occupé jusqu'ici; mais l'enlever quand il s'est formé, constitue une série de soins dont l'exécution, sans être très difficile, doit néanmoins toujours être abandonnée à la main exercée d'un dentiste. Heureuses les personnes qui en viennent de bonne heure à cette sage détermination, car elles s'évitent par là bien des douleurs, et sauvent leurs dents d'une perte certaine!

Cependant, confier à un dentiste le nettoiement de sa bouche, mais surtout l'enlèvement du tartre, est une chose dont la nécessité ne semble pas suffisamment établie aux yeux de beaucoup de personnes; bien plus, il en est même qui regardent comme très dangereux les instruments dont nous nous servons à cet effet, et cela pour deux raisons : la première, parce que l'acier, suivant elles, altère les dents en détruisant leur émail; la seconde, parce que l'action des instruments appliqués sur elles les ébranle, rompt les adhérences qui les unissent à la cavité osseuse dans laquelle elles se trouvent logées, et détermine leur chute.

Pour montrer combien ces deux allégations sont dénuées de fondement et prouver que les personnes qui leur ajoutent quelque foi sacrifient à la plus grossière erreur, et subissent le joug du plus ridicule préjugé, il ne faudrait qu'attester l'expérience, et invoquer le témoignage de ceux qui, tous les jours, ont recours aux dentistes pour cet objet. Mais, pour ce qui a rapport à la première imputation, n'est-il donc pas évident que l'acier, conduit par une main exercée, n'enlève que le tartre, qui n'est que déposé sur la dent et non identifié avec elle, et n'intéresse jamais cette dernière sur laquelle il ne fait que glisser quand elle est débarrassée de la croûte calcaire qui l'enveloppait?

Quant à l'ébranlement que l'on redoute, le plus simple raisonnement en démontre l'impossibilité. En supposant même que quelques dentistes peu habiles exerçassent, pour nettoyer les dents, des mouvements capables de les ébranler, si les gencives et les alvéoles qui se correspondent, ne sont pas entièrement détruits, deux jours suffiront pour qu'elles reprennent toute leur solidité ; ce qui le prouve, c'est que, tous les jours, on luxe des dents pour rompre leurs nerfs, et on en extrait même entièrement qu'on remet immédiatement en place : cependant les premières se consolident de suite, et reprennent toute leur consistance; les secondes acquièrent dans les alvéoles une telle solidité, que plusieurs médecins croient pouvoir soutenir qu'elles y reprennent vie (1).

(1) Les personnes qui partagent cette opinion sont évidemment dans l'erreur. Une dent arrachée et remise de suite en place, n'y est

Une autre erreur non moins préjudiciable, et que partagent pourtant un très grand nombre de personnes, c'est de croire que dès que l'on a une fois confié à un dentiste le nettoiement de se bouche, on ne saurait dorénavant se passer de lui, parce qu'alors les dents se couvrent beaucoup plus vite de tartre qu'auparavant. Il n'en est cependant point ainsi, car, si après cette petite opération, on était exact à s'acquitter des soins que leur propreté réclame, on les conserverait très longtemps exemptes de tartre, et on se soustrairait, par ce moyen, à l'emploi des instruments d'acier que redoutent la plupart de ceux qui, par leur négligence, en rendent malheureusement l'application indispensable.

maintenue que par le resserrement de l'alvéole et l'accroissement de la gencive. Toutes les preuves qu'on a cherché à donner du contraire sont sans fondement. La douleur que les personnes qui portent ces dents croient y éprouver, a son siége dans l'alvéole ou dans le bout du nerf dentaire qui a été rompu. Quant à la douleur qui résulte de la percussion de ces dents par un corps solide, elle vient de l'ébranlement communiqué aux parties voisines. Enfin, si à leur évulsion on a trouvé quelques traces de vaisseaux sanguins dans leur intérieur, on peut affirmer que ces vaisseaux leur sont étrangers, et résultent d'une sorte de végétation de la membrane qui tapisse l'alvéole, et qui s'est insinuée dans le canal dentaire.

Il n'est donc rien de plus contraire à la conservation des dents et à la propreté de la bouche, que les raisonnements vicieux sur lesquels on cherche à établir l'éloignement qu'on apporte en général à se faire nettoyer les dents par un homme de l'art : le tartre seul est à redouter, et on craint d'ébranler les dents en le faisant enlever !

Ce sont là les erreurs dont les charlatans savent faire leur profit. Il n'est pas de moyens qu'ils n'emploient pour les répandre et leur donner du poids, pas d'artifice auquel ils n'aient recours pour mettre quelque nouvel impôt sur la crédulité publique.

L'un prétend avoir découvert une poudre dont les propriétés sont telles, qu'elle rend inutile tout le ministère des dentistes; l'autre prône un élixir dont la vertu est d'emporter le tartre, et même de prévenir pour toujours sa formation, et de garantir les dents de l'atteinte pernicieuse des instruments d'acier. Il en est même qui portent l'audace jusqu'à soutenir qu'ils ont inventé un opiat qui a la propriété de faire renaître l'émail, de régénérer les gencives, de raffermir les dents chancelantes.

Ce qu'il y a de curieux surtout, c'est qu'il n'est pas un de ces charlatans qui ne prétende et ne soutienne effrontément que le remède dont il est l'inventeur est une composition innocente, dans laquelle il n'entre que des substances végétales. Interrogeons toutes les personnes qui ont eu la faiblesse de se laisser entraîner par ces promesses captieuses, et toutes nous diront que le seul résultat qu'elles aient obtenu de l'emploi de ces substances *merveilleuses*, c'est d'avoir souffert pendant tout le temps qu'elles en ont fait usage, et d'avoir aggravé le mal contre lequel elles espéraient trouver un remède.

Mais, sans parler d'autre chose que du tartre, n'est-il pas ridicule de croire qu'une simple poudre, ou une composition végétale, sous quelque forme qu'on veuille la préparer, et quelque nom bizarre qu'on lui donne, pourra le détruire, quand on voit que cette incrustation pierreuse ne cède qu'avec force à l'action des instruments d'acier, et résiste même au mordant des acides concentrés? Quant à la pro-

priété qu'on pourrait attribuer à quelques-
unes de ces compositions, de prévenir la formation du tartre, elle est aussi chimérique
que la première. Pour obtenir un semblable
résultat, il ne faudrait employer que des substances simples, mais, avant tout, se soumettre sans restriction aux soins de propreté que
j'ai prescrits ailleurs.

Il me semble que de semblables explications
sur le mode d'action des instruments d'acier,
sont tout à fait propres à vaincre l'éloignement
qu'on montre quelquefois pour confier le nettoiement de sa bouche à un dentiste, et doivent prémunir les personnes même les plus
crédules contre l'abus que font journellement de leur confiance cette foule de charlatans et d'empiriques, dont Paris fourmille.
Quelque vertu qu'aient une poudre et un
élixir quelconque, pour la propreté de la
bouche, sans l'enlèvement préalable de la couche de tartre qui recouvre les dents de quelques personnes, ils n'auront aucun résultat
avantageux, et nuiront au contraire d'autant
plus que leur emploi inspirera plus de sécu-

rité et que le nom de leur auteur paraîtra plus digne de confiance.

Cependant, quoique l'opération qui a pour objet d'enlever le tartre des dents ne présente rien de très difficile, elle demande néanmoins beaucoup d'habitude pour être faite avec la promptitude et la légèreté convenables ; aussi n'est-il pas indifférent d'en confier indistinctement l'exécution à tout homme qui se dit dentiste ; car, sans exposer à de grands dangers, elle peut devenir pénible et fatigante si on oublie de la faire dans les conditions requises, et si on néglige de prendre à son égard toutes les précautions convenables.

Quelques personnes qui ont les dents et les gencives très sensibles éprouvent, pendant les deux ou même les trois jours qui suivent cette petite opération, une douleur dans les dents. Cet accident est loin de déposer contre l'opération en elle-même, seulement il indique la nécessité de quelques précautions. Ces précautions consistent pour ces personnes, de même que pour toutes celles qui ne feraient nettoyer leur bouche que longtemps après la formation du tartre, à soustraire autant que possible pendant deux ou trois jours leurs dents à l'action du grand air, à éviter les aliments durs, les boissons froides et surtout toutes les substances dans lesquelles entrent des acides.

Peut-être même, quand il n'y a pas urgence, serait-il nécessaire de choisir, pour faire nettoyer ses dents, un moment où l'air semblât devoir conserver pendant quelque temps une température uniforme. Aussi l'été est-il la saison la plus favorable ; et, pour la même raison, le milieu du jour conviendrait mieux que le matin ou le soir.

Quand les dents sont abondamment chargées de tartre, il est aussi très prudent de ne pas exiger que le dentiste les nettoie complétement dans une seule séance, et cela principalement pendant les froides saisons. Il est toujours plus convenable d'y revenir à plusieurs reprises, en laissant quelques jours d'intervalle. En effet, si on enlève d'une seule fois la grande couche de tartre qui recouvrait les dents, ces parties, privées tout d'un coup de cette espèce d'enveloppe à laquelle elles s'é-

taient pour ainsi dire accoutumées, acquièrent une grande sensibilité, et il peut survenir
une fluxion, ou des maux de dents, toujours
surtout dans les saisons froides et pendant les
temps humides.

Il est même des personnes pour lesquelles
l'enlèvement du tartre, fait avec toute la dex-
térité possible, est une opération douloureuse
qui peut quelquefois occasionner des accidents
graves. Ces personnes doivent se contenter de
ne faire enlever que la partie de tartre qui touche aux gencives, mais sans demander qu'on
gratte la surface des dents pour chercher à leur
procurer une blancheur qui ne s'obtient souvent qu'au préjudice de leur solidité. Au reste,
ce sont là des précautions qui regardent tout
à fait l'opérateur, et dont l'oubli peut compromettre son honneur et sa réputation.

Les personnes que leur fortune met à même
de ne rien négliger de ce qui peut prévenir
quelque désagrément, feraient bien d'appeler
chez elles-mêmes le dentiste ; elles éviteraient
par là la sensation parfois pénible que la première impression de l'air peut exercer sur la

bouche. Cette précaution s'adresse particulièrement aux personnes qui font un usage public de la parole, et auxquelles il est peut-être encore prudent de conseiller de faire nettoyer leurs dents quelques jours avant l'époque où elles devront parler en public. En effet, l'émail, tout à coup débarrassé des substances étrangères qui le recouvraient, conserve assez souvent pendant un ou deux jours un état de rugosité qui nuit à l'éclat de la parole, en diminuant la netteté de la réflexion que les dents font éprouver aux vibrations aériennes qui constituent la voix.

Enfin, quelques soins qu'on apporte à nettoyer les dents, il arrive assez souvent qu'elles conservent une teinte jaunâtre qui peut leur être naturelle. On conçoit combien il serait imprudent d'exiger du dentiste qu'il les grattât trop fortement, dans l'intention de leur donner plus d'éclat et de blancheur, parce que non seulement dans bien des cas on ne réussirait pas à procurer de tels avantages, mais c'est qu'on ne chercherait alors à les obtenir qu'aux dépens de l'émail qu'il est

toujours très important de conserver. L'émail
offre plusieurs nuances dans sa couleur : on
a généralement observé que les dents les plus
blanches, et surtout celles qui sont d'un
blanc pâteux, ne sont pas les meilleures, elles
sont toujours plus sujettes à se rompre ou à
se carier que les autres. C'est du moins l'avis
de tous les dentistes expérimentés et qui ont
écrit sur notre art en observateurs attentifs.

Quant à la couleur que prennent accidentellement les dents à l'occasion de certaines
maladies, ainsi que cela s'est observé dans le
choléra, elle n'est que le résultat de l'atteinte
profonde qu'a reçue l'économie; et, bien qu'elle
soit généralement d'un assez mauvais augure,
elle disparaît cependant, dans la plupart des
cas, avec la maladie qui l'a occasionnée.

CHAPITRE VI.

DES PRÉCAUTIONS PARTICULIÈREMENT APPLICABLES AUX PERSONNES QUI ONT DES DENTS ALTÉRÉES.

§ I.

De la nécessité de consulter le dentiste aussitôt que les dents offrent quelque altération, et du danger des extractions de dents faites inconsidérément.

Tous les soins qu'on peut prendre, soit de favoriser l'éruption des dents, soit de régulariser leur arrangement, et toute l'importance qu'on peut attacher aux précautions journalières que leur propreté réclame, ne sont pas toujours une garantie infaillible de leur conservation dans l'état de santé parfaite. Une foule d'accidents peuvent contre-balancer les bons effets de ces soins, et même en annuler entièrement les résultats ; car, bien que les dents soient entièrement compactes, néanmoins

14.

elles sont plus susceptibles de maladies que toutes les autres parties à l'ordre desquelles elles semblent appartenir, c'est-à-dire que les autres os.

La principale des raisons qui rendent les dents plus accessibles aux maladies que les autres os, c'est qu'elles sont les seules qui ne soient pas recouvertes par les chairs; d'où il résulte nécessairement qu'elles reçoivent une foule d'impressions diverses, qui peuvent leur devenir d'autant plus nuisibles, que la partie de l'émail qui s'est formée pendant le cours d'une maladie quelconque ne doit certainement pas avoir tout le degré de dureté et de solidité désirable.

Ensuite, par cela même que les dents sont des corps très durs, et qu'elles ne jouissent que d'une faible vitalité, le plus léger trouble dans la manière dont elles se nourrissent ou dont elles vivent détermine dans leur tissu des altérations profondes, et d'autant plus durables que ce tissu jouit d'une plus grande délicatesse. Aussi conservent-elles très long-temps, et le plus ordinairement même pen-

dant toute la vie, les traces des grandes altérations qu'elles ont éprouvées.

La couleur des dents est en général un indice qui peut servir à mesurer l'espoir qu'on
doit avoir de les conserver longtemps. Quelque différence que l'âge, le sexe, le tempérament et un grand nombre de circonstances
particulières puissent apporter à cette couleur, on peut néanmoins regarder comme une
chose attestée par l'expérience, comme un
fait que l'observation journalière confirme,
que les meilleures sont celles qui sont d'un
blanc opaque ou laiteux, non pas pâteux,
mais éclatant et tirant néanmoins un peu
sur le jaune.

On remarque ces dents chez tous les individus dont toutes les fonctions s'exécutent
avec facilité, dont le sang contient dans d'é-
gales proportions ou de justes rapports les
parties qui entrent dans sa composition; dont,
en un mot, la constitution est bonne. Viennent ensuite celles qui sont d'un blanc jaune,
qu'on trouve ordinairement chez les personnes qui ont habituellement le sang très rouge,

ce qu'on reconnaît à la couleur foncée des lèvres et à la rougeur des gencives. Ces dents sont quelquefois très dures et très bonnes, mais elles sont susceptibles de se couvrir d'un tartre épais et sec, qui conspire évidemment contre elles.

Enfin, le blanc bleu ou azuré semble être la couleur la plus défavorable; les dents qui en sont pourvues sont très impressionnables, tandis que celles qui sont d'un blanc opaque ou laiteux, et qui, en prenant de l'âge, passent au blanc jaune, le sont très peu. La différence qui existe entre elles, c'est que dans les unes la matière animale est en excès, tandis que dans les autres ce sont au contraire les sels calcaires qui surabondent. Ces dernières, quand aucune lésion extérieure n'est venue altérer leur tissu, existent encore longtemps sur les sujets morts de vieillesse; ce sont celles qu'ont eues la plupart des personnes qui ont offert des exemples d'une extrême longévité.

Après la couleur des dents, leur forme et surtout leur volume peuvent aider à faire prévoir jusqu'à quel point elles sont susceptibles de s'altérer. Plus elles sont volumineuses, plus la portion de substance osseuse l'emporte sur la quantité d'émail qui la recouvre; et plus cette dernière est mince, plus aussi la dent a de facilité à s'altérer. Ce qui ne laisse aucun doute à cet égard, c'est que les altérations des dents sont beaucoup plus fréquentes dans les petits enfoncements qui se remarquent à la surface des molaires, qu'au bord tranchant des incisives, et sur les côtés par lesquels les dents se touchent, que sur aucun autre point de leur surface.

Les personnes dont les dents, quoique bonnes et d'un bel éclat, présentent différentes nuances entremêlées d'un blanc plus mat, ont eu, pendant la formation de l'émail, des alternatives de bonne et de mauvaise santé. Ces dents trompent ordinairement par leur fausse apparence de solidité; elles se conservent saines jusqu'à quinze ou dix-huit ans; mais, à cette époque, elles s'altèrent et se perdent successivement, si la constitution muqueuse, c'est-à-dire molle ou lymphatique de l'individu, ne cède pas à la secousse que la puberté imprime ordinairement à toute l'économie.

Ainsi donc, pour porter un jugement sur la durée des dents d'une personne dont la bouche est saine, il est prudent d'avoir égard aux maladies qu'elle a pu éprouver pendant le temps où la nature chez elle était occupée de leur développement. Rarement les individus, qui, pendant leur enfance, ont été atteints d'affections scrofuleuses ou rachitiques, ont-ils le bonheur de toucher à l'âge mûr sans que leur bouche ait déjà supporté de nombreuses pertes.

Quoi qu'il en soit des conditions sous l'influence desquelles les dents ont acquis une disposition à se détériorer, elles s'altèrent de deux manières différentes : ou bien elles reçoivent l'effort d'une cause destructive qui agit directement sur elles, telle que les coups, les chutes, et en général tout ce que nous avons reconnu leur être nuisible; ou bien elles prennent part à un état vicieux de la constitution générale, mais surtout aux altérations des organes avec lesquels elles ont, soit une analogie de texture, comme tout le système osseux, soit des rapports de fonctions, comme les différentes parties qui concourent à l'acte de la digestion, telles que la bouche, l'estomac, et les divers autres points de l'appareil digestif.

La terminaison la plus ordinaire des maladies des dents est une décomposition de leur substance, qu'on nomme *carie*. La dent, après avoir occasionné des douleurs plus ou moins fortes, souvent même sans douleur, offre d'abord sur un point quelconque de sa substance une tache brune qui répond à une perte de l'émail ; bientôt la place occupée par cette tache offre une légère excavation noirâtre qui cherche ainsi à s'étendre de proche en proche, et à envahir la totalité de la dent. Cette dent peut être profondément cariée sans déterminer de bien fortes douleurs, mais elle s'altère rarement sans que, dès le commencement, elle soit très sensible à l'impression de la chaleur et à celle du froid.

D'autres fois, au contraire, la dent s'altère à l'intérieur, et la carie ne se montre au dehors qu'après avoir insensiblement détruit la substance osseuse, et laissé sans soutien la portion d'émail recouvrant le point altéré, et qui éclate alors sous le plus léger choc.

Les médecins ont longtemps disserté et dissertent encore longuement aujourd'hui sur la nature de la carie; la même dissidence qui existe entre eux à l'égard de la nature intime des dents, se représente au sujet de la plus fréquente de leurs maladies. Ceux qui n'ont voulu voir dans les dents que des corps *inorganiques*, ont dû, pour être conséquents avec eux-mêmes, ne regarder la carie que comme une véritable *dissolution* de la dent, sorte de travail moléculaire dont le résultat est la perte des sels calcaires qui entrent dans leur composition. Ceux, au contraire, qui ont considéré les dents comme jouissant d'une vitalité égale, si non complétement semblable à celle des os, n'ont vu dans la carie qu'une sorte d'*ulcération*, suite d'un travail pathologique, dans le cours duquel les propriétés vitales du point attaqué ont été mises en jeu.

Ces derniers seuls nous semblent être dans le vrai, car considérer, nous l'avons dit, les dents comme des corps inorganiques, c'est ou nier, contre l'évidence des faits, qu'elles puissent comme les os être le siége des diverses altérations que les auteurs se complaisent à décrire, ou se mettre dans l'impossibilité d'expliquer ces maladies. D'ailleurs, pour expliquer la carie par une simple décomposition de leur substance, c'est reconnaître implicitement pour cause habituelle à cette altération un agent chimique.

M. Régnard (1), qui a voulu donner à cette théorie, un peu abandonnée de nos jours, un nouvel éclat, a admis que l'agent chimique dont l'intervention était utile, se trouvait dans la salive et les humeurs buccales. Mais tous les raisonnements de ce praticien tombent devant ce fait complétement irrécusable, que la salive est presque toujours alcaline et rarement

____

(1) *De la Carie dentaire*, brochure in-8. 1838.

acide (1), et qu'elle s'acidifie fréquemment sous l'influence de quelques maladies des voies digestives, sans que pour cela les dents se carient; tandis qu'au contraire on rencontre des personnes portant plusieurs dents profondément cariées et qui cependant ont eu la salive habituellement alcaline.

D'ailleurs si la carie était toujours le résultat d'une action chimique venant du dehors, comment pourrait-on expliquer les caries si fréquentes qui naissent dans l'intérieur même de la dent, c'est-à-dire en dessous de l'émail et par conséquent à l'abri de l'action des agents extérieurs; et enfin celles qui frappent les dents encore renfermées dans leurs alvéoles et ensevelies sous les gencives; comme je l'ai vu plusieurs fois sur des dents de sagesse encore profondément cachées dans l'épaisseur de l'os.

Mais laissons le développement de ces diverses questions et des conséquences pratiques qui en découlent aux auteurs qui envisagent notre art dans son côté essentiellement médical. Ce

---

(1) Voyez les travaux de TIEDMANN et les recherches plus récentes de M. le docteur DONNÉ.

que nous devons nous contenter de noter ici,
c'est que la carie est une affection si commune,
que sur vingt personnes il n'en est pas cinq qui
en soient complétement exemptes. Elle semble
même héréditaire dans quelques familles, sans
qu'on puisse la regarder comme une suite de
la négligence.

Enfin elle est endémique dans certains pays,
particulièrement dans les lieux bas et humides, affecte de préférence les sujets dans la
force de l'âge, sans toutefois épargner les enfants et les vieillards. Quant à son siége, elle
n'en a pas de spécial ; elle peut attaquer toutes
les dents ; mais elle est cependant plus commune sur les molaires que sur les dents antérieures, et quant à la partie de la dent qu'elle
envahit de préférence, c'est presque toujours
pour ces dernières leurs bords latéraux, et
pour les premières les dépressions de leur face
triturante et leurs interstices.

Mais une chose bien digne de remarque, et
sur laquelle une foule de dentistes ont aussi
très longuement disserté, c'est que la carie affecte très souvent les dents qui se correspon-

dent à la même mâchoire. Parmi les auteurs qui ont cherché à expliquer cette coïncidence d'altération, aucun ne me semble l'avoir expliquée physiologiquement ; car le plus simple raisonnement suffit pour démontrer que les vaisseaux sanguins ou lymphatiques y sont tout aussi étrangers que les filets nerveux. En effet, s'il en était ainsi, une partie quelconque du corps serait rarement malade sans que celle du côté opposé le fût également, puisqu'il existe entre elles les mêmes rapports qu'entre les dents correspondantes. Ce que les dentistes ont vainement cherché dans une théorie abstraite, ils l'auraient trouvé dans une observation attentive de la marche de la nature.

Voici donc, à ne pas en douter, comment la chose a lieu : les deux dents correspondantes de la même mâchoire se suivent toujours dans leur éruption, et à chacun des différents temps de leur développement : or, si dans une de ces époques le sujet éprouve une maladie quelconque qui soit partagée par le système osseux en général, ou par les dents en particulier, ces deux dents conserveront toutes les deux, au même degré, la susceptibilité qui les rendra accessibles à l'action des différentes causes qui pourront par la suite agir différemment sur elles. La conséquence qu'on doit tirer de ce fait, relativement à la santé, c'est qu'aussitôt qu'on s'aperçoit qu'une dent se carie, on doit surveiller attentivement celle du côté opposé.

La distinction à établir entre la carie ou toute autre maladie des dents, dépendant d'une cause générale ou intérieure, et celle qui résulte d'une cause particulière ou extérieure, est donc de la plus haute importance. Consulté aussitôt que quelque douleur ou que la plus légère trace d'altération se manifeste, le dentiste pourra porter à cet égard un jugement certain. Si l'altération n'est que le résultat d'une cause fortuite, il la bornera par quelques moyens aussi simples que peu douloureux. Si, au contraire, elle tient à une cause générale, il indiquera le régime propre à s'opposer à ses suites ultérieures ; et si le mal résiste, il saura du moins le borner à la dent malade, en préservant les voisines de l'envahissement de l'agent destructeur.

Que de ressources n'a-t-il pas, en effet, pour arriver à de semblables résultats, en supposant même qu'on eût dédaigné ses conseils, dans les circonstances si nombreuses où de vagues douleurs ou bien un changement dans sa couleur habituelle annonçaient qu'une dent va être envahie! Tantôt il enlèvera avec la rugine, le burin ou la lime, un point noirâtre qui forme le centre d'une carie dont la dent la plus saine peut tout à coup se trouver atteinte; tantôt, armé d'un stylet échauffé à un degré convenable, il ira détruire le filet nerveux dont l'irritation détermine ces douleurs auxquelles nulle autre ne saurait être comparée.

D'autres fois enfin, introduisant dans l'excavation d'une dent cariée quelques parcelles de métal, il soustraira la pulpe dentaire ou le ganglion nerveux à l'action de l'air et des aliments; et, bornant ainsi les progrès du mal, il fera cesser toute douleur et rendra la dent à ses usages ordinaires.

Cette opération, vulgairement désignée par

le mot de *plombage*, du nom du métal le plus anciennement employé à son exécution, et qui, comme je viens de le dire, a pour but de remédier, par l'obturation de la cavité accidentelle d'une dent, à sa perte de substance, et de la rendre ainsi susceptible d'être conservée très longtemps ; cette opération, dis-je, étant l'une des plus communes de celles qui forment notre ministère, je crois devoir entrer à son égard dans quelques détails. Les dentistes pourront peut-être en faire leur profit aussi bien que les gens du monde (1).

Or, à quoi se réduit, par exemple, tout ce qui, dans les traités élémentaires, même les plus étendus, a été écrit sur cette opération ? à trois ou quatre préceptes, d'ailleurs assez vaguement exprimés, et qui se rapportent moins à la question pathologique, généralement trop négligée, qu'au procédé manuel en vertu duquel la substance obturante est

---

(1) J'ai déjà publié tous ces détails, ainsi que les différentes réflexions qu'ils font naître, dans la *Gazette des Hôpitaux* des 2 et 5 mai 1840 ; et n'ayant eu qu'à m'applaudir des résultats obtenus par cette publication, je crois utile de les reproduire ici.

introduite, foulée et maintenue dans l'excavation de la carie. Quant à la matière à employer, le choix en est presque abandonné au gré de l'opérateur, tant ce choix a paru indifférent à la plupart des auteurs qui se sont érigés en arbitres de la science.

Il n'est cependant aucun des préceptes donnés au sujet de tout ce qui a trait à cette opération, que l'expérience ne démontre susceptible de subir d'importantes modifications, c'est-à-dire qui, suivi à la lettre, tel qu'il est indiqué, ne puisse quelquefois éloigner du but qu'on se propose ; dans tous les cas, le choix de la matière obturante est une affaire si importante, que c'est ordinairement de lui que dépend tout le succès. Bien convaincu de cette vérité, et fortifié de plus en plus par l'expérience dans cette opinion que j'ai depuis longtemps émise, et au développement de laquelle j'ai consacré ce traité spécial, que *notre ministère doit avant tout être conservateur*, j'ai fait de l'obturation des dents le sujet de recherches particulières, qui m'ont conduit à des résultats nouveaux, assez avantageux pour que je puisse me croire dans l'obligation de les rendre publics, et de les offrir comme voie de transition entre ce qu'on a généralement écrit à cet égard, et les nombreux perfectionnements que cette partie de la chirurgie dentaire est susceptible de recevoir des praticiens de notre époque. Ces recherches ont principalement porté sur deux points : l'opportunité de l'obturation, et la détermination de la matière obturante. Examinons-les successivement.

1° *Opportunité de l'obturation.* Tous les auteurs qui ont écrit sur ce sujet s'accordent à reconnaître « qu'il ne faut jamais plomber d'abord une dent douloureuse, ensuite une dent affectée de carie sanieuse ou humide. » La première partie de ce précepte, *ne jamais plomber une dent douloureuse*, est vraie dans la plupart des cas, mais elle souffre cependant quelques exceptions ; car on rencontre, par exemple, des dents cariées qui ne sont douloureuses que précisément parce que leur intérieur est assujetti aux vicissitudes atmosphériques qui l'impressionnent péniblement, et qui cessent de faire souffrir aussitôt que leur cavité est soustraite par son occlusion à l'action du froid et du chaud.

J'en ai actuellement une preuve fournie par un médecin qui a une seconde grosse molaire inférieure profondément excavée, et qui n'en souffre que lorsqu'il enlève de sa cavité un tampon de coton dont il est obligé de l'obturer tous les jours. Que cette personne se présente chez un dentiste, après avoir enlevé le coton que contient sa dent, elle annoncera certainement une douleur qui, dans quelques cas, est très vive ; mais cette douleur sera-t-elle une contre-indication de l'obturation, et même d'un plombage définitif ? Non, très certainement, puisque ce moyen pourra seul la faire cesser.

Dans d'autres circonstances une douleur, affectant une dent plus ou moins excavée par la carie, peut avoir son siége non dans la cavité accidentelle, mais dans le périoste alvéolaire ; ce dont on s'assure par la percussion qui aggrave la douleur, et par l'introduction dans la carie d'une sonde qui ne détermine aucune sensation pénible. Ce genre de douleur ne contre-indique par conséquent pas non plus toujours l'obturation de la dent.

Il n'y a donc, relativement à la douleur, rien de bien absolu quand elle est prise pour mesure de l'opportunité du plombage ; aussi est-il plus conforme à ce que démontre l'expérience de se borner à dire : S'il ne faut pas plomber une dent douloureuse, c'est surtout celle dont la cavité est le siége d'une douleur continue, ou dans les cas où la douleur s'accompagne de phénomènes inflammatoires.

Quant au conseil donné, sous forme aphoristique, de *ne pas plomber une dent affectée de carie sanieuse ou humide,* il est tout à fait obligatoire, si on a voulu entendre par le mot plomber l'obturation définitive d'une dent cariée ; mais il est moins juste, si par ce mot on a voulu défendre toute introduction dans la dent malade d'un corps étranger capable de la soustraire provisoirement à l'action de l'air et des aliments. En effet, c'est presque toujours par là qu'il faut commencer, puisque les substances susceptibles d'arrêter la suppuration de la pulpe dentaire ou la décomposition de la matière éburnée doivent rester en contact avec les parties malades un certain temps, en un mot le temps nécessaire à la cicatrisation, ou si l'on veut, au dessèchement de la carie. Le précepte dans le cas de carie sanieuse doit donc, pour exprimer convenablement l'indication rationnelle, être donné à peu près en ces termes : Soustraire provisoirement la cavité de la carie au contact de l'air et des corps étrangers, pour faciliter son desséchement, et plomber ensuite.

Pour remplir la première indication (opérer le desséchement de la carie), je me suis longtemps servi avec succès, et faute de mieux, d'une sorte de ciment ou pâte composé de sulfate d'alumine et d'éther sulfurique ; mais j'ai été forcé de reconnaître que les avantages de cette substance, qui se durcissait d'ailleurs assez promptement, étaient annulés par l'espèce d'astriction que l'alun exerçait inévitablement sur les parties voisines, et par l'incommodité qui résultait du dégagement de l'éther.

J'ai fait à ce sujet de nouvelles recherches. Elles m'ont conduit à la découverte d'une autre substance qui non seulement a tous les avantages de la précédente, sans en avoir les inconvénients, mais qui me semble même préférable sous tous les rapports à cette foule de préparations que l'esprit industriel et spéculatif de notre époque a fait éclore et préconise avec emphase comme moyen infaillible de suspendre les douleurs dentaires. C'est une solution de résine du *pistacia lentiscus* de l'île de Chio, ou simplement du benjoin dans l'alcool à 42 degrés, et dont on imbibe un peu de coton qu'on enfonce dans la cavité de la carie, en tamponnant assez fortement.

Cette préparation, qui ne laisse pas dans la bouche l'odeur et la saveur pénétrante de l'éther sulfurique et de la créosote, et qui n'a pas, comme cette dernière, l'inconvénient de cautériser toutes les parties qu'elle touche, a le double avantage : 1° de dessécher très promptement, c'est-à-dire en deux ou trois applications et souvent même en une seule, la pulpe dentaire, et, suivant l'expression habituelle assez peu médicale d'ailleurs, de *char-bonner* l'intérieur de la dent ; 2° de se durcir en six ou huit heures, de telle sorte que non seulement elle soustrait la carie au contact de l'air et des aliments, mais qu'elle habitue encore la dent à la présence d'un corps moins dur, il est vrai, que tous les métaux employés pour plomber, et cependant d'une consistance telle qu'il obture complétement la cavité de la carie. Elle peut donc servir à la fois de topique par ses propriétés escharotiques, à la manière de toutes les teintures alcooliques, et de moyen contentif pour toutes les substances qu'on jugerait nécessaire de maintenir un certain temps en contact direct avec le fond d'une carie dentaire, comme l'opium, le camphre, la myrrhe, etc. Ajoutons à cela que sa texture permet de l'extraire dès qu'on le veut.

2° *Matière obturante.* Quand, par l'emploi de moyens appropriés, locaux ou généraux, on est parvenu à arrêter les progrès d'une carie, qu'on en a, pour ainsi dire, obtenu la cicatrisation, on doit s'occuper de la plomber d'une manière définitive ; et je persiste à soutenir que cette opération, peut-être trop négligée de nos jours, pourrait, convenablement faite, conserver quatre-vingts dents au moins sur cent de celles dont on réclame de nous l'extraction. Quoi qu'il en soit, on a généralement employé jusqu'ici, pour plomber, cinq sortes de métaux ; le plomb, l'étain, l'or et le platine, qui s'emploient en feuilles, et le métal de Darcet, qui s'utilise à l'état de fusion.

Le plomb est avec raison totalement abandonné aujourd'hui, et il en est presque de même de l'étain qui, quoique obturant assez bien, s'oxyde toujours à la longue, et laisse pénétrer cette oxydation au fond de la carie qu'elle tend à entretenir; on les a remplacés avec le plus grand succès par l'or et la platine. Mais l'or, que quelques dentistes modernes disent à tort avoir les premiers employé à cet effet, puisque Fauchard le désigne en termes formels (1), est préférable à tous. Quand il est convenablement préparé, il est d'un excellent usage,

(1) *Le Chirurgien-Dentiste;* 3ᵉ édition. Paris, 1786, pages 68 et suivantes.

parce que non seulement sa couleur ne diffère pas très sensiblement de celle des dents, comme l'étain et même le platine qui sont toujours d'un gris de fer; mais encore parce qu'il ne s'oxyde pas comme l'étain et s'identifie plus intimement qu'aucun autre avec lui-même et les parties environnantes. Il est seulement à regretter qu'il soit très difficile de se procurer de l'or pur à Paris, car il n'y a que peu de négociants, qui le livrent à cet état; encore est-il moins convenablement préparé que celui de Vienne en Autriche, et même que celui des États-Unis.

Les métaux à l'état de feuilles peuvent être employés, comme moyen d'obturation dentaire, dans des circonstances que les auteurs ne me semblent point avoir assez rigoureusement déterminées. Ces circonstances sont presque exclusivement, ou des cas de petites caries centralement placées, ou des caries dont l'ouverture est très étroite. Mais malheureusement ces cas ne sont pas les plus communs, car les caries sont plus habituellement larges et affectent très souvent les parties latérales des dents;

disposition qui, dans quelques occasions, ne permettrait pas aux métaux en feuilles de subsister seulement vingt-quatre heures.

Il a donc fallu chercher une substance plus solide, plus susceptible, pour ainsi dire, de contracter adhérence avec la dent. On a cru l'avoir trouvée dans le métal de Darcet, qui n'est, comme on sait, qu'un composé de huit parties de bismuth, cinq de plomb et trois d'étain, auxquelles un dentiste que nous avons déjà cité, M. Regnard, a ajouté un dixième de mercure pour accroître sa fusibilité. Si cette substance a sur les métaux en feuilles l'avantage 1° de s'amalgamer plus uniformément, et par conséquent de ne pas laisser dans son intérieur ces vides que j'ai souvent rencontrés en sciant des dents plombées avec les autres substances; 2° de ne pas permettre une sorte de filtration par capillarité des sucs buccaux dans son intérieur; elle a cependant un inconvénient : c'est d'exiger l'emploi d'une température qui, sans être assez élevée pour brûler la dent et les parties environnantes, peut néanmoins enflammer ces dernières, et dessécher l'émail au point de le faire éclater. Aussi, quoique pouvant rendre de grands services, exige-t-elle une longue expérience et une grande prudence dans son emploi ; car il ne suffit pas de savoir « qu'elle entre en fusion à la température de l'eau bouillante; » il faut pouvoir juger promptement cette température qui, au-dessous du point voulu, laisse l'opération incomplète et force à y revenir, et qui, au-dessus de ce point, peut véritablement brûler.

Pour obvier à tous ces inconvénients, je me sers depuis sept ou huit ans, avec un incontestable avantage, d'une pâte que j'ai nommée *pâte d'argent*, et dont je me suis aussitôt empressé de communiquer la composition à plusieurs de nos confrères. C'est la même que celle qu'un dentiste anglais prétend avoir depuis peu importée à Paris, où il l'a donnée comme chose nouvelle, et qu'il a fort mal à propos désignée du nom de minéral succédané, désignation qui est pour le moins un non-sens, puisqu'elle n'indique ni sa nature ni ses usages. Cette pâte se prépare avec de l'argent vierge et du mercure.

Pour cela on sature d'argent réduit en pou-

dre très fine et bien épuré, une quantité donnée de mercure, en les malaxant convenablement et pendant un temps assez long pour que
leur incorporation soit parfaite. Puis on passe,
ou, pour mieux dire, on exprime fortement
le tout dans une peau de chevreau dépourvue
de son épiderme, afin d'en extraire presque
tout le mercure. La matière qu'on obtient par
ce mélange est une espèce de pâte compacte,
mais assez molle pour céder aisément à la pression des doigts.

On emploie cette préparation à froid, en la
faisant pénétrer avec un fouloir dans l'excavation de la carie, et en se conduisant exactement comme pour les substances en feuilles.
Le mercure venant à s'évaporer par la seule
chaleur de la bouche, et cela dans le court
espace d'un jour environ, l'argent reste en
une seule pièce dans l'excavation de la
dent, en remplit toutes les anfractuosités, et
devient aussi compacte que s'il avait été fondu
dans cette même cavité. Ce nouveau moyen de
plombage a donc une incontestable supério-
rité sur tous ceux qu'on emploie communé-

ment aujourd'hui , puisque d'abord il s'amalgame mieux et sans demander autant de foulement que les métaux en feuilles ; ensuite parce qu'il ne nécessite pas l'emploi du feu, comme le métal de Darcet ; enfin parce qu'il ne se durcit que dans un temps qui permet de l'enlever, dans le cas où l'expérience prouverait que la dent n'était pas dans une condition requise pour un plombage définitif.

La pâte d'argent n'a presque pas de retrait, comme on pourrait le craindre par l'évaporation du mercure qui n'y est, après son expression dans la peau de chevreau , que dans une proportion presque inappréciable. Quant à la crainte qu'on pourrait avoir de l'action de cette portion de mercure sur les dents, elle est absolument illusoire, quoi qu'en puisse dire M. Lefoulon (1), puisque ce métal n'y reste qu'en quantité bien moindre que dans le métal de Darcet, modifié par Regnard : aussi est-il infiniment supérieur en dureté.

En résumé, cette pâte me paraît devoir

(1) Ouvrage cité.

être bientôt appelée à remplacer la plupart des autres moyens de plombage, puisque non seulement elle en a tous les avantages, sans en avoir les inconvénients, mais qu'elle peut s'accommoder à presque tous les cas, et qu'elle offre en même temps et une parfaite homogénéité et une dureté qu'on chercherait vainement ailleurs. Cette dureté est telle, en effet, que la pointe des instruments d'acier, qui pénètrent très aisément le métal fusible, a quelque peine à l'érailler. Je me fais donc un devoir de chercher à en répandre l'emploi, en appelant sur elle l'attention des praticiens, qui pensent avec raison que la perte d'une dent est toujours regrettable, et que son évulsion est un sacrifice auquel il ne faut en venir qu'à la dernière extrémité.

Indépendamment du reproche qu'on a cru devoir faire à cette pâte de pouvoir agir défavorablement sur les dents par la très minime quantité de mercure qu'elle contient encore au moment de son emploi, quelques dentistes, ceux de province surtout, ont aussi trouvé que le moyen que j'avais d'abord indiqué pour sa préparation ne répondait pas toujours à leur attente. Je reconnais, en effet, qu'il vaut beaucoup mieux la préparer chaque fois qu'on veut s'en servir que de la disposer d'avance.

Or voici comment je procède maintenant : je prends une quantité voulue de limaille d'argent provenant d'une pièce de cinq francs réduite à cet état, et je la plonge dans l'acide nitrique où je la laisse séjourner vingt-quatre heures environ, puis je la retire pour la laisser sécher. Quand je veux m'en servir, j'en prends la quantité nécessaire que je malaxe à l'instant même dans le creux de ma main avec un peu de mercure bien pur, bien rectifié, et dont j'extrais le superflu comme je l'ai dit plus haut. Si l'opération est bien faite, la pâte doit durcir à l'égal du marbre en quelques heures. Son durcissement, comme on le voit, n'étant pas instantané, on peut l'enlever si son application occasionnait de la douleur.

Par ces moyens et une foule d'autres, on évitera la douleur des opérations qu'exige l'extraction des dents, et, ce qui est plus important encore, on évitera la perte de celles qui avoisinent la dent malade. Arrêtons-nous à cette idée, et, en examinant un instant, soit les rapports mutuels qui existent entre les dents et la structure des cavités osseuses qui les reçoivent, soit le soutien réciproque que les dents se fournissent entre elles, nous resterons bientôt persuadés que la grande solidité des dents dépend essentiellement de la conservation de leur ensemble.

En effet, en enlevant une dent, on est très souvent exposé à briser plus ou moins la cloison osseuse qui forme la cavité destinée à la recevoir; et cet accident, la disposition particulière de la racine de certaine dent le rend quelquefois tout à fait indépendant de l'adresse de l'opérateur. Par ce moyen, un point de faiblesse étant de toute nécessité établi dans l'arcade maxillaire, il arrive que, par l'effet du choc des mâchoires dans l'acte de la mastication, toutes les dents, se pressant plus ou moins vers ce point de faiblesse, sont exposées à perdre cette solidité précieuse dont elles jouissent dans leur état naturel, et dont elles sont surtout redevables à leur juxta-position.

Un tel inconvénient est bien propre à faire
regarder l'enlèvement d'une dent comme un
moyen dont les suites peuvent devenir assez
graves, pour que l'homme sensé ne doive se
décider à s'y soumettre que quand il a vainement essayé plusieurs moyens, et que quand
il est sûr de n'acheter sa conservation qu'au
prix d'interminables souffrances ou d'une gêne
dans le travail de la mastication.

Sans doute on rencontre journellement des
personnes qui ont des dents assez solides,
quoiqu'il leur en manque une ou même plusieurs ; mais cela ne détruit en rien le principe
en vertu duquel on peut prouver que les dents
sont destinées à se soutenir mutuellement, et
il est bien certain que si on multiplie ces extractions sur la même bouche, elle perdra bientôt toutes celles qui lui restent.

Quand on voit avec quelle facilité une foule
de personnes, pour quelques douleurs passagères, se font extraire une dent, et avec quelle
froide insouciance certains dentistes acceptent
la proposition, on cesse d'être surpris de voir

un si petit nombre d'individus parvenir à un âge avancé sans que leur bouche soit dépourvue de plus de la moitié de leurs dents.

Quel sentiment pénible n'éprouve-t-on pas en voyant que, dans un siècle où chacun se flatte des pas immenses que nous avons faits vers le bien, l'autorité permet encore à une foule d'hommes aussi maladroits qu'ignorants, sans titre et sans aveu, de venir insulter, sur les places publiques, à la douleur du peuple, et de se faire un jeu des ravages que l'aveuglement et la crédulité leur permettent d'exercer sur des bouches, dont quelques opérations simples et peu douloureuses eussent conservé les précieux ornements !

Examinez les trophées sanglants dont ces charlatans ont l'impudeur de se décorer, et vous reconnaîtrez que, parmi les milliers de dents qu'ils se flattent d'avoir arrachées, ils tirent bien plus vanité de celles dont l'extraction a été difficile que de celles dont la conservation eût été impossible sans cette douloureuse opération.

Est-il d'ailleurs toujours aussi certain que le

pensent généralement les personnes étrangères à notre art, et que semblent par malheur le croire un grand nombre de dentistes, que l'enlèvement d'une dent soit un moyen **assuré de** faire cesser la douleur qui s'y fait ressentir? Non pas assurément; car bien que la douleur soit perçue directement vers la dent, elle peut cependant avoir son siége dans tout autre point du trajet du nerf dentaire qu'à sa terminaison. C'est ainsi qu'agissent certaines douleurs rhumatismales, contre lesquelles l'extraction des dents n'aurait aucun résultat. La douleur peut d'ailleurs n'être que sympathique, comme celles qui accompagnent si fréquemment les maladies de l'oreille et de la gorge, et celles qui coïncident avec certaines névralgies faciales, maladies vers lesquelles tout le traitement doit être dirigé.

Que de fois même n'a-t-on pas vu des odontalgies des plus cruelles survenir brusquement à la suite de la suppression d'un saignement de nez habituel, d'un vésicatoire, d'un cautère. Serait-il rationnel dans ce cas d'arracher les dents douloureuses? Personne n'oserait le

soutenir, à moins de méconnaître les principes les plus élémentaires de la science, et de
ne tenir aucun compte de ce que démontre
l'observation journalière. Voici une observation qui prouve combien il faut apporter de
prudence dans certaines extractions, et qui
indique en même temps la conduite à tenir
dans quelques circonstances.

Un jeune homme de vingt-huit ans, qui,
dans le cours d'un long voyage sur mer, s'é-
tait trouvé affecté d'un exanthème cutané de
nature évidemment dartreuse, vint à Paris en
1838 pour se débarrasser complétement de
cette maladie, qu'il portait depuis cinq ou six
ans. Ayant éprouvé tout à coup, à la suite d'un
refroidissement, une violente douleur dentaire
il vint me consulter ou plutôt, suivant l'usage
des personnes qui souffrent des dents, il vint
me prier de lui en arracher une. Celle qu'il
me désigna comme le siége du mal se trouvant en effet cariée, je n'hésitai pas à en faire
l'extraction. Il en fut momentanément soula-
gé. Huit jours après il revint à moi, accusant la
même douleur qui l'avait amené la première

fois, mais la rapportant alors à une dent qui, bien que d'une couleur peu avantageuse, n'était cependant pas assez manifestement altérée, pour qu'on pût la croire le point de départ de tout le mal.

Je ne pus m'empêcher cette fois de l'engager à conserver sa dent et à maîtriser sa douleur, lui donnant l'espoir qu'elle disparaîtrait sans en venir au sacrifice qu'il exigeait de moi. Toutes mes instances furent vaines; il fallut me rendre à ses sollicitations. Le résultat fut absolument le même que la première fois : soulagement immédiat, mais récidive de la douleur le surlendemain, le lendemain même, et nouvelle demande de sa part de lui extraire une dent. J'eus alors le courage de résister; mais, étonné de la confiance qu'il me manifestait malgré l'insuccès des deux opérations que je lui avais faites, je lui demandai comment il s'était adressé à moi plutôt qu'à tout autre dentiste. Il me répondit que je lui avais été recommandé par un médecin qui, s'occupant spécialement des maladies de la peau, venait de le guérir d'une dartre dont il était incommodé depuis plusieurs années.

Cette réponse fut pour moi un trait de lumière : j'acquis de suite la conviction que le désir de se débarrasser de cette maladie l'avait porté à user sans discrétion des moyens qui lui avaient été indiqués, et je ne balançai pas à lui donner le conseil de rappeler, par l'application d'un vésicatoire, la dartre dont je soupçonnai la disparition trop brusque d'avoir occasionné une métastase sur le système dentaire. Ce conseil fut suivi : les douleurs dentaires disparurent presque de suite, et un traitement sagement dirigé eut le double avantage de guérir radicalement la dartre et de prévenir le retour des odontalgies.

Enfin j'ai connu une dame éminemment nerveuse chez laquelle l'évacuation menstruelle avait pour signe précurseur un violent mal de dent. La première fois que cette douleur se manifesta sous l'influence de cette cause, elle se fit arracher une dent, mais, avertie par l'expérience, elle s'arma du courage nécessaire pour vaincre cette douleur, dont la durée n'était guère chaque fois que d'un jour environ, et sauva ainsi sa bouche d'un démembrement qu'elle eût infailliblement subi sans cela (1).

S'il est pénible de voir avec quelle légèreté certains dentistes arrachent des dents, sans examiner s'il est possible de les conserver, combien n'est-il pas douloureux aussi de voir des personnes porter la négligence jusqu'à ignorer si elles ont quelques dents gâtées, parce qu'elles n'ont jamais daigné regarder jusqu'au fond de leur bouche ! Quand les douleurs surviennent, on fait alors, pour les faire cesser, ce que le zèle officieux de quelques amis peut proposer. Si la douleur se

____

(1) Je vois avec regret que les dentistes n'ont pas suffisamment insisté sur la distinction à établir entre les diverses espèces de douleurs dentaires et le traitement applicable à chacune d'elles. Plusieurs traités généraux de chirurgie contenaient cependant à cet égard de bien sages préceptes, témoin un ouvrage de B. Bell (*Cours théoriq. et pratiq. de chirurg.*, traduit de l'anglais par Bosquillon), et dans lequel cet auteur divisait les douleurs dentaires en celles qui ont leur siége dans la dent douloureuse elle-même, et celles qui dépendent de la lésion d'une autre partie. Voici comment il s'exprime à l'égard de ces dernières : « Ainsi, lorsque la douleur a commencé, comme il arrive quelquefois, par l'inflammation de l'oreille, il n'y a pas de moyen plus efficace que d'appliquer un vésicatoire derrière l'oreille. »

passe d'elle-même, pendant l'usage de quelques-uns de ces remèdes que possèdent tant de personnes, comme des recettes merveilleuses, on crie au miracle, et on s'applaudit d'avoir évité de consulter un dentiste.

Si la douleur, au contraire, continue malgré ces remèdes violents et plus souvent dangereux qu'utiles, on aime mieux supposer qu'on a mal employé le remède que de douter un seul instant de son efficacité, et on se décide à se rendre chez un homme de l'art, auquel on se contente de dire : Je souffre beaucoup des dents, et je pense que je pourrais bien en avoir une gâtée. Le dentiste regarde et voit avec douleur très souvent plusieurs dents tout à fait détruites par la carie, et pour lesquelles il n'existe plus d'autre remède que leur extraction.

Ainsi donc, la naissance et la formation des dents sont l'ouvrage de la nature seule ; mais leur conservation dépend toujours des secours de l'art. Or, quels sont ces secours ? Les soins quotidiens. Ces soins sont ordinairement très simples, comme nous l'avons déjà montré; ils nous sont tous fournis par l'hygiène, et découlent des préceptes dont nous venons de nous occuper dans les chapitres précédents.

C'est surtout aux personnes soigneuses d'elles que j'adresse ces conseils; ils me sont dictés par une expérience qui date déjà de loin, et avant tout par mon désir sincère d'être utile. La bouche est généralement le miroir de la santé, de la propreté ou de la négligence : un dentiste, bon observateur, juge, à son inspection, si la personne jouit d'une bonne santé, et si elle a eu ou non une enfance maladive.

Je fais très souvent des reproches à quelques-unes des personnes qui m'honorent de leur confiance, sur le peu de soin qu'elles prennent habituellement de leur bouche : les unes me disent qu'elles ne la soignent jamais dans la crainte d'altérer leurs dents; d'autres me répondent qu'elles se servent simplement d'eau pour les rincer, parce que, disent-elles, il faut respecter l'émail susceptible d'être altéré par les dentifrices ordinaires ou par les instruments du dentiste. Erreur funeste, à laquelle j'ai déjà répondu , et qui nous donne beaucoup plus à faire que l'excès opposé. Ainsi donc, pour me résumer et mettre sous les yeux du lecteur, sous forme d'extrait, tout ce que je viens de dire, je ferai observer que, en général, les dents de première dentition n'ont besoin d'aucun soin de propreté , à moins cependant qu'elles ne soient affectées de carie, cas dans lequel on doit recommander de les nettoyer souvent pour prévenir les progrès de cette affection.

A l'âge de dix à douze ans, on doit donc faire prendre aux enfants l'habitude de se frotter les dents, deux à trois fois par semaine, avec une brosse très douce, imbibée d'eau pure. Par ce simple moyen, on maintiendra les dents et la bouche dans un état de propreté et de fraîcheur agréable, qui préviendra la carie et les douleurs si vives qu'elle entraîne.

Mais, vers l'âge de dix-huit à vingt ans, les élixirs et les poudres dentifrices, préparés convenablement, deviennent indispensables pour l'entretien de la bouche et la conservation des dents, parce qu'à cet âge l'eau simple n'est pas assez absorbante, et ne suffit plus pour empêcher ces parties de se charger d'un enduit particulier qui s'accumule plus ou moins promptement sur eux, selon les divers tempéraments. De plus, les liqueurs dentifrices, agissant comme *toniques* sur les gencives, surtout quand celles-ci seront attaquées de gonflement atonique ou d'un commencement d'affection scorbutique locale peu développée, leur rendront cette couleur rosée qui fait si bien ressortir la blancheur des dents.

Les dentifrices en poudre, ou dentifrices terreux, agiront mécaniquement *par frottement*, et serviront à enlever, chaque matin, ce limon visqueux et jaunâtre qui se forme surtuot pendant la nuit sur les dents, et qui, abandonné à lui-même, devient concret, et constitue, à la longue, ce dépôt de matière calcaire qu'on appelle *tartre* : substance parasite qui, comme nous ne le savons que trop, enflamme les gencives, déchausse les dents, et devient, par sa présence, une des causes les plus communes de la carie et de la perte de ces organes.

Il résulte de ce que je viens de dire que ces deux espèces de dentifrices agissent différemment selon leur propriété : l'élixir, par sa qualité *tonique*, agit sur les gencives ; et la poudre, sur les dents, d'une manière *mécanique*. De telle sorte qu'il est nécessaire, pour entretenir la bouche dans un état parfait de santé et de propreté, de faire usage, chaque jour, tout à la fois de l'un comme de l'autre.

Par leur emploi journalier, on s'assurera une denture exempte de carie, en éloignant les causes d'engorgement, de suppuration des gencives et du périoste alvéolaire, en même temps qu'on entretiendra le poli et la blancheur des dents, et qu'on fera disparaître la mauvaise odeur de la bouche.

Qu'on ne croie pas, comme l'annoncent une foule de charlatans, que ces eaux et ces poudres dentifrices guérissent les violents maux de dents ; elles ne font qu'éloigner les causes qui peuvent déterminer leur état morbide ; cette propriété est déjà d'un avantage assez grand, sans chercher encore à leur donner une vertu qu'elles n'ont pas.

Dans tous les autres âges de la vie, le soin qu'on doit prendre de ses dents consiste seulement à les nettoyer chaque jour ; mais on ne doit le faire qu'avec une poudre et un élixir dentifrices convenablement préparés, et qui ne contenant aucune substance chimique susceptible d'altérer ces organes au lieu de les conserver; car un soin mal ordonné est souvent bien plus dangereux qu'une entière négligence : et il est même des circonstances où il ne faut faire usage ni de l'un ni de l'autre de ces dentifrices.

J'entends souvent des personnes me dire qu'elles ne veulent ni se faire nettoyer la bouche, ni se servir de poudre dentifrice, parce qu'il est avéré pour elles que des dentistes, par de fausses manœuvres, et des poudres, par leur mauvaise composition, ont porté aux dents de plusieurs personnes de leur connaissance une atteinte funeste. Mais, si quelques dentistes maladroits ou ignorants, munis d'instruments dangereux, font éprouver quelquefois aux dents, en les nettoyant, ces accidents assez communs, doit-on, parce que l'ignorance ou un mauvais choix dans le dentiste en sont cause, s'abandonner à la marche de la nature, qui n'est ici rien moins que conservatrice?

Ces mêmes personnes vont quelquefois, dans leur crainte, jusqu'à assurer qu'il est impossible de nettoyer les dents avec les instruments ou avec la poudre, sans les ébranler, enlever l'émail, et par conséquent hâter leur chute. J'ai déjà prouvé ailleurs, par des raisonnements sans réplique, que rien ne justifie cette crainte appliquée à la généralité des dentistes. J'en appelle ici aux personnes sans prévention, auxquelles j'ai nettoyé les dents, et qui font un usage journalier de ma *poudre dentifrice* et de mon *élixir*. Une seule peut-elle se plaindre d'avoir eu les dents ébranlées, privées de leur émail ou même agacées! Tout au contraire, je puis dire que, depuis la publication de la première édition de cet ouvrage, j'ai introduit dans beaucoup de familles distinguées et de pensionnats le goût de la parure si simple et si naturelle qui résulte de la propreté de la bouche.

Une honte déplacée fait dire à beaucoup de personnes : ma bouche est en trop mauvais état pour oser la montrer à un dentiste. Mais à quoi donc servirait l'art, s'il devait toujours trouver la nature parée de tous ses ornements ! Dans l'état le plus désespéré, le malade compte encore sur la science de son médecin : ne peut-on également compter sur la science et l'habileté de son dentiste?

Ainsi donc, une propreté bien ordonnée, l'inspection la plus rigoureuse de sa bouche, l'emploi judicieux de poudres et d'élixirs bien préparés et de la brosse, préserveront de la carie et de toutes les autres affections dont les dents sont si souvent atteintes. Cela est tellement vrai, que toutes les personnes qui soignent ainsi religieusement leurs dents, n'ont ordinairement recours à nous que pour les soins de propreté, qui ne sont alors que des soins de pure précaution, et que nous ne sommes que très rarement appelés à pratiquer sur elles quelques-unes de ces opérations douloureuses auxquelles bien des gens croient que se réduit tout notre ministère.

Je le répète, dussé-je paraître fastidieux, l'inspection de sa bouche, une fois par semaine, est une précaution indispensable à laquelle doit se soumettre toute personne jalouse de conserver ses dents. J'entends par faire l'inspection de sa bouche, se placer devant une glace, et, à l'aide d'un petit miroir destiné à cet usage, regarder, comme je l'ai déjà indiqué, toutes ses dents les unes après les autres, passer le cure-dent dans leurs interstices et frapper doucement sur chacune d'elles avec un corps dur pour juger si l'on n'éprouve pas quelque impression désagréable qui proviendrait d'une carie naissante. Pour peu que cette percussion occasionne la moindre douleur, il est prudent de s'en référer à l'examen d'un homme de l'art auquel, dans la pluralité des cas, rien n'échappera par l'étude spéciale qu'il a faite des caractères physiques des diverses parties de la denture, et des signes qui font reconnaître soit leur état maladif soit leur intégrité parfaite.

J'éprouve vraiment un sentiment pénible, quand je vois dans le monde des personnes porter la négligence jusqu'à ignorer si elles ont des dents gâtées, parce qu'elles ne se sont jamais donné la peine d'examiner attentivement leur bouche. Qu'arrive-t-il alors ? c'est que, lorsque par suite de cette négligence les douleurs surviennent, on fait pour les pallier tout ce que les conseils de gens officieux et des charlatans peuvent proposer. Si la crise se passe d'elle-même pendant l'usage du remède, on crie au merveilleux ; si, ce qui arrive plus souvent, la douleur continue et même augmente malgré son emploi, quelquefois aussi à cause de son emploi, alors on a recours à un dentiste, et on se contente de lui dire, comme s'il s'agisait d'une chose qui mérite à peine qu'on en parle : Je crois avoir une dent gâtée.

Il examine avec attention, et voit souvent avec peine plusieurs dents attaquées de carie, et pour lesquelles il n'existe plus d'autre remède que l'extraction. Que de fois n'ai-je pas éprouvé ce regret, et reproché une négligence qui m'obligeait à conseiller de moi-même d'en venir à cette dernière extrémité ; car autant il me répugne d'enlever une dent qu'on peut conserver et rendre encore utile, autant, quand le sacrifice en est inévitable, j'engage à le faire, afin d'éviter les effets du contact d'une dent gâtée sur ses voisines, qui en général ne tardent pas longtemps à être envahies.

§ II.

Des moyens de faire cesser les douleurs dentaires, et du charlatanisme dont ces moyens sont devenus en tout temps l'occasion.

Les différentes maladies des dents et le traitement qui convient à chacune d'elles, appartiennent à la pathologie, et non à l'hygiène. Sous ce rapport, j'aurais dû m'abstenir de parler des douleurs que ces maladies occasionnent ; mais, comme il n'est point indifférent de savoir distinguer celles de ces douleurs qui ne sont que passagères et peuvent céder à quelques moyens simples, de celles qui résultent de quelque altération profonde, et qui exigent des opérations, souvent même l'extraction, j'ai pensé qu'il était convenable que j'indiquasse aux personnes étrangères à l'art quelques moyens de les calmer, et de soustraire par là leur bouche soit à l'action pernicieuse de cette foule de remèdes qu'emploient les charlatans, et que prônent les gens crédules, soit à des mutilations qu'elles auraient pu éloigner pour longtemps.

Parmi les douleurs auxquelles les maladies assujettissent l'homme, il en est peu, il faut en convenir, de plus insupportables que celles qui résultent de certaines maladies de dents; il n'est donc pas étonnant que le traitement de ces douleurs soit devenu l'objet des spéculations d'une foule d'industriels. Le premier instinct de l'homme qui souffre n'est-il pas en effet de veiller à sa conservation, et de se soustraire à la douleur? Presque toutes nos fonctions concourent à ce but, et si quelqu'un d'elles vient à être dérangée, un penchant irrésistible nous porte à chercher avec empressement des secours partout où nous avons même le plus faible espoir d'en trouver.

Dans les angoisses de la douleur, dans ces moments pénibles où l'imagination acquiert d'autant plus de force que la raison s'affaiblit davantage, nous acceptons les secours du premier venu qui nous fait l'éloge de ses remèdes et la récapitulation de leurs prétendus succès. Ces hommes, dont la plupart n'ont d'autre mérite que l'astuce et le babil, n'ignorent pas que telle est la faiblesse de l'esprit humain, que nous croyons facilement tout ce que nous souhaitons avec avidité; aussi s'emparent-ils adroitement de l'esprit du malade, et lui font-ils payer bien cher des secours presque toujours funestes.

L'imagination et le désir de guérir sont donc les propagateurs naturels du charlatanisme, qui est ensuite accueilli avec avidité par l'immense foule des ignorants, bien plus nombreux en effet que les gens d'un jugement solide. S'il s'adresse plus particulièrement

aux maladies des dents qu'à toute autre, c'est
que les douleurs que ces maladies occasionnent, ne troublant qu'assez rarement le jeu
des autres fonctions, et détournant par conséquent de l'idée d'une maladie dangereuse,
irritent profondément et portent ceux qu'elles
atteignent à chercher à s'en délivrer le plus tôt
possible et par les premiers moyens qui se
présentent.

En vain l'expérience a-t-elle fait justice plus
de mille fois de la plupart des remèdes, prétendus souverains, contre les maux de dents; l'a-
veugle vulgaire s'obstine toujours à les rechercher avec empressement, et à les recevoir
avec admiration ; et, chose étrange! il ajoute
d'autant plus de confiance à leurs vertus, que
celui qui les présente est plus dépourvu de
connaissances. Heureusement leur vogue est
aussi éphémère qu'elle est grande ; mais telle
est la force de la crainte de la douleur, qu'on
s'abuse à cet égard, et qu'une foule de gens
ont recours à leur usage. Ces remèdes, qui ont
paru avec tant d'éclat, ou pour mieux dire
avec tant de bruit, à différentes époques,

ont tous fini par être démasqués, et l'illusion dissipée n'a laissé voir que les traces de leur dangereuse action, ou, ce qui est le cas le plus heureux, de leur complète inutilité.

Tout le monde sait que les maladies des dents ont été de temps immémorial, et sont encore aujourd'hui même, le principal domaine des empiriques; ces gens à opérations merveilleuses, ces charlatans, puisqu'il faut dire le nom, exploitent la crédulité publique de toutes les manières; les uns inondent, que dis-je, salissent les feuilles publiques d'annonces mensongères; ils y vantent eux-mêmes leur baume, leur élixir, spécifiques universels contre tous les maux de dents, comme si toutes les maladies des dents avaient la même cause, et comme si le même remède pouvait guérir les maladies si diverses et quelquefois de nature si compliquée dont ces organes sont affectés; les autres font afficher et placarder sur les murs de la capitale *une tête de femme* enveloppée d'un mouchoir, comme enseigne d'une panacée odontalgique universelle.

Ces individus que l'intérêt guide seul, à défaut de plus noble mobile, poussent l'effronterie jusqu'à annoncer que ces baumes, ces élixirs, ont reçu et reçoivent journellement l'approbation des médecins et des chirurgiens-dentistes les plus instruits et les plus en renom de la capitale ; comme si ces médecins et ces chirurgiens-dentistes pouvaient se respecter assez peu pour prêter leur appui et soutenir de leur recommandation de semblables interprètes de la science.

Tous ces charlatans vantent et distribuent leurs drogues, solides ou liquides, qui doivent, disent-ils, dans l'instant de leur application, apaiser la douleur, et dont l'effet salutaire, quand il en résulte un, est toujours le fruit de l'imagination. Si ces baumes, ces gouttes, ces liqueurs n'avaient rien de pernicieux pour les dents voisines de celle qui est malade, ainsi que pour les gencives, et souvent pour toute la membrane muqueuse de la bouche, je laisserais la crédulité être la dupe du charla-tanisme ; mais quand, consulté par un malade, je vois souvent une bouche toute ulcérée, les

dents voisines de celle qui est cariée toutes cal-
cinées et condamnées à une chute prochaine,
mon devoir, comme celui de tout honnête
homme, n'est-il pas de m'élever contre cet
usage inconsidéré de livrer sa bouche aux
conseils et aux remèdes de gens inspirés par
le seul désir de gagner de l'argent, ou de gens
qu'un zèle aussi indiscret qu'il est peu éclairé
porte à fournir de pareils remèdes et surtout
à les donner comme infaillibles.

Que le vulgaire, habitué à subir le joug
de la plupart des idées qui dépassent son
intelligence, accueille avec avidité tout ce
qui tient du merveilleux, et que, dans son
jugement aveugle, il donne la palme du mérite à l'impéritie effrontée qui a l'art de le séduire, la chose est croyable; mais que des
personnes ayant reçu de l'éducation, et devant par cela même ne s'en rapporter qu'au
bon sens ou aux avis des hommes compétents,
soient la dupe de ces charlatans effrontés, qui,
sous le titre frustré de dentistes, usent de
mille supercheries et souvent de l'artifice le

plus grossier, c'est ce qu'on a quelque peine à concevoir.

Cependant cette espèce de jonglerie ne laisse pas encore que de prospérer dans le siècle éclairé où nous sommes, et de trouver des partisans dans toutes les classes de la société, même dans la plus élevée; mais espérons que cette loi, si longtemps promise et si impatiemment attendue, sur l'exercice de la médecine, et qui exigera que les dentistes, comme tous les spécialistes, soient avant tout médecins, portera le dernier coup à ces menées mensongères, et donnera à notre profession le rang et l'éclat dont elle est digne, tant par son but que par les liens étroits qui l'unissent à ce que les connaissances naturelles ont de plus noble et de plus élevé.

Pour faire voir jusqu'à quel point sont ridicules les assertions qu'on émet tous les jours sur les vertus de telle composition que vendent les charlatans, que donnent certaines personnes officieuses, et que prônent les gens crédules, je me contenterai d'une seule remarque qui devrait dissiper toutes les illusions, c'est que ces remèdes conviennent non seulement dans tous les cas, mais encore dans toutes les espèces de maladies des dents. Cette seule raison devrait suffire, je pense, pour montrer à quoi se réduit leur efficacité. Pourquoi les raisonnements les plus sensés ne sauraient-ils donc désabuser, non leurs possesseurs, que l'intérêt ou l'amour-propre aveugle, mais ceux qui en font usage?

S'il faut gémir de ce que des gens sans aveu font journellement des dupes et des victimes, combien n'est-il pas déplorable de voir des hommes porteurs de titres réguliers, opprobres de notre art, mus par un vil intérêt, marcher sur les traces de tels imposteurs, ou d'hommes de bonne foi, mais ignorants et superstitieux, et chercher à s'établir une réputation par mille menées plus basses les unes que les autres! Si je voulais dévoiler la composition et le mode d'action d'une foule de substances que vendent encore aujourd'hui, comme des spécifiques infaillibles contre tous les maux de dents, des dentistes qui jouissent cependant de quelque crédit, je ne serais embarrassé que dans le choix des exemples à citer ; mais j'aime mieux me contenter d'indiquer le mal, que de le montrer dans toute sa laideur, et que d'entrer dans des détails que bien des gens pourraient prendre pour d'offensantes personnalités.

C'est cette conduite ridicule, ce sont ces promesses fallacieuses qui ont aiguisé contre nous les traits de la satire. Ces traits ne sont malheureusement que trop justes dans une foule de circonstances ; mais ils nuisent à un grand nombre de personnes, qu'une prévention défavorable pour notre art empêche de réclamer de nous des conseils qui, demandés à propos, les mettraient à même de conserver longtemps des dents légèrement altérées, et de se soustraire à tant de douloureuses opérations auxquelles l'imprévoyance et l'amour du merveilleux ne réduisent que trop souvent par malheur notre ministère.

Comme il faut une excuse à toutes les erreurs dont on subit le joug par ignorance ou par faiblesse, quelques personnes pourraient objecter, à tant de justes allégations, que certains dentistes consommés dans leur art possèdent des remèdes secrets dont l'efficacité ne saurait être douteuse. Cette assertion est celle qui nuit le plus aux progrès du traitement de toutes les maladies en général, et, en particulier, de celles des dents, et qui protége les menées peu délicates d'une foule de dentistes pour lesquels tout moyen est bon.

Mais, disons-le sans crainte, est-il possible qu'un homme de bien se résigne à rester seul possesseur d'un moyen salutaire, et persiste à en faire un secret? Quelle personne, élevée dans les principes d'une saine morale, ne mettra pas toute sa gloire à publier ses découvertes, même au détriment de sa fortune, si elle les croit frappées au coin de la raison et finalement utiles à l'humanité? Si dans tous les cas le désir d'être utile n'était pour bien des personnes un mobile assez puissant, qu'elles sachent que le public a toujours assez de bon sens pour supposer que celui qui invente un procédé est toujours celui qui sait le mieux l'appliquer, et assez de justice pour l'en rendre le véritable bénéficiaire.

D'ailleurs, grâce au progrès des sciences naturelles, la chimie qui porte partout le flambeau de l'analyse, semble nous mettre pour toujours à l'abri des remèdes secrets qui ne sont pour l'ordinaire que des substances connues depuis des siècles, que leurs prétendus inventeurs décorent subtilement d'un nouveau nom plus ou moins bizarre, et dont il n'est pas difficile de dévoiler soit l'origine, soit la composition et la vertu.

Les remèdes propres à calmer les douleurs des dents doivent donc différer autant que les maladies desquelles dépendent ces douleurs peuvent différer elles-mêmes. Quels qu'ils soient, quand on se donne la peine de les examiner avec soin et de se rendre un compte exact de leur mode d'action, on voit que cette action se réduit, 1° à calmer l'inflammation dont la pulpe dentaire est momentanément le siége, ou qui des gencives ou de tout autre partie de la bouche se porte sur la dent; 2° à exciter une autre partie éloignée de la dent malade, et à absorber ainsi la douleur de cette dernière , 3° à assoupir ou même éteindre la sensibilité de la dent ; 4° enfin à soustraire la partie malade de la dent à l'action de l'air, des aliments et de toutes les substances irritantes avec lesquelles elle peut se trouver en contact. Tâchons de résumer ici, le plus succinctement et le moins scientifiquement possible, les moyens de reconnaître les deux principales formes sous lesquelles ces douleurs peuvent se présenter, suivant qu'elles sont plus particulièrement inflammatoires que nerveuses.

On reconnaît qu'une douleur de dent est produite par une inflammation passagère , quand elle s'est développée tout à coup sous l'influence d'un changement brusque de température, à la suite de l'usage de quelque liqueur forte, d'un coup, d'une chute sur la figure, d'un refroidissement de quelque partie du corps , particulièrement des pieds ou de la tête, la suppression d'un cautère, d'un vésicatoire, etc. La dent douloureuse est intacte ou peu altérée, la gencive voisine est rouge et tuméfiée, et la douleur, souvent accompagnée d'un gonflement des parties voisines, même d'une fluxion de la joue, semble envahir tout le côté de la mâchoire occupé par la dent qui en est atteinte, et où elle détermine souvent une chaleur appréciable à la main, et même quelquefois des battements dans les tempes, des bruissements dans les oreilles et une abondante salivation.

Tous les moyens qu'on emploie ordinairement contre les inflammations des autres parties, sont en général ceux auxquels on doit avoir recours. Ainsi cette douleur cède ordinairement aux gargarismes émollients, faits avec une infusion de fleurs de mauve sucrée et prise chaude, à des fumigations émollientes dirigées sur la dent malade; à des bains de pieds synapisés. Si la gencive est extrêmement tuméfiée, on est quelquefois obligé d'appliquer une ou deux sangsues sur cette partie. Ce moyen qu'on repousse ordinairement est simple, car il suffit d'enfermer la sangsue dans un tube de verre, et de présenter son extrémité buccale à la gencive, qu'elle ne tarde pas à dégorger du sang superflu.

Quelques légères mouchetures, faites avec la pointe d'une lancette bien acérée, ont souvent aussi un excellent résultat et offrent sur le moyen précédent l'avantage d'être d'une exécution plus commode et d'une action plus prompte : la douleur qu'elles occasionnent est d'ailleurs infiniment moindre qu'on ne pourrait le croire au premier abord. Une figue grasse bien cuite et chaude, placée entre la dent malade et sa correspondante, a suffi quelquefois, non pour guérir, mais pour calmer une inflammation légère.

Il va sans dire que si le refroidissement de la tête ou des pieds était la cause du mal, rien ne serait plus rationnel que de rappeler la transpiration dans ces parties : dans le premier cas en s'enveloppant la tête d'un serre-tête de laine recouvert d'une coiffe de toile cirée; dans le second en se tenant les pieds très chaudement, après les avoir tenus pendant un certain temps plongés dans l'eau chaude aiguisée avec une poignée de sel.

Les douleurs de dents occasionnées par l'action d'un agent irritant passager peuvent aussi être apaisées, avons-nous dit, par tous les moyens capables de produire une diversion un peu considérable. N'arrête-t-on pas fréquemment des hémorragies nasales, en plaçant un corps très froid, tel qu'une clef, sur le cou ou dans le dos des individus qui en sont atteints. Pourquoi alors par un moyen semblable ne pourrait-on pas suspendre l'afflux nerveux aussi bien que l'afflux sanguin? Une affection morale vive, une forte impression, réussissent quelquefois pour cela chez les personnes très nerveuses.

C'est pour cette seule raison que parfois, comme nous l'avons déjà fait observer, la douleur de dent cesse tout à coup à la porte du dentiste. C'est ainsi qu'on doit également expliquer l'effet brusque et inattendu de diverses amulettes, qui ne devraient avoir aucune espèce d'action, sans la confiance qu'on a en elles, et surtout sans les démonstrations imposantes et l'appareil mystérieux qui accompagnent leur emploi.

En vertu du même principe, on peut calmer ces douleurs par des teintures alcooliques, des huiles essentielles appliquées sur les parties voisines de la dent malade, et par les emplâtres de cantharides ou les cataplasmes de moutarde posés sur les tempes ou au-dessous des oreilles, ou bien enfin, par une légère ventouse appliquée sur la partie de la joue qui correspond à la dent malade : ce moyen m'a maintes fois réussi ; il est d'ailleurs très peu douloureux et ne peut jamais entraîner le moindre désagrément. Souvent même un purgatif un peu violent produit le même effet et avec la même promptitude.

Si la douleur est purement nerveuse, ce qu'on reconnaît au défaut de gonflement des parties environnantes, à son caractère plus aigu, mais moins pulsatif, à son défaut de continuité, enfin aux irradiations qu'elle transmet aux différentes parties de la face qu'animent les mêmes troncs nerveux que ceux qui se distribuent aux dents ; si la douleur est purement nerveuse, dis-je, on

peut la calmer au moyen d'un léger narcoti-
que, comme un demi-grain, un grain même
d'extrait gommeux d'opium, ou bien quelques
gouttes soit de laudanum ou d'extrait de
belladone, soit d'eau-de-vie camphrée, appliquées sur un morceau de coton qu'on introduit dans le trou formé par la carie, quand
il en existe un ; ce qui est malheureusement
le cas le plus habituel.

Une pâte composée d'une décoction con-
centrée de racine de pyrèthre, de gingembre,
de clou de girofle et de cannelle, réduite à la
consistance nécessaire, remplit quelquefois
très promptement la même indication. Cette
pâte, vendue mystérieusement sous forme de
petits grains, est même devenue, pour quelques individus, la base d'une spéculation qui
a eu d'assez beaux succès, surtout pécuniaire-
ment parlant. La composition connue et tant
prônée dans les journaux par ses propres inventeurs, depuis une vingtaine d'années, sous
le nom de *Paraguay-Roux*, rentrait dans cette
catégorie, puisqu'elle n'était autre chose qu'un
extrait alcoolique de cresson du Para. Celle

qu'on cherche depuis peu à répandre sous le nom *d'eau de mars*, y rentre aussi, et trouve ses principales chances de succès dans les moyens extra-scientifiques qui ont si bien réussi à la précédente.

Toutes les propriétés de ces dernières préparations, auxquelles se rapportent tous les prétendus spécifiques des charlatans, les remèdes des bonnes femmes, etc., se réduisent : les narcotiques à affaiblir la sensibilité de la dent, en même temps que celle de l'économie tout entière, les excitants à l'épuiser par l'augmentation que leur première application lui fait subir.

Quant à la *créosote*, proposée aussi comme un remède infaillible, elle agit évidemment en exerçant une espèce de cautérisation sur les parties malades. Son usage pourrait être plus souvent invoqué si elle ne laissait pas longtemps dans la bouche une saveur des plus désagréables, et si son action se bornait toujours au lieu voulu. J'ai vu plusieurs personnes qui, pour avoir mis peu de précaution dans son emploi, avaient toute la

bouche du côté malade entièrement dépouillée, et chez lesquelles la faculté de percevoir
les saveurs de ce côté était restée pour longtemps perdue.

Quand la carie d'une dent est assez profonde pour que la pulpe qui remplit son intérieur soit à découvert, on conçoit aisément combien il serait illusoire d'espérer de
faire cesser la douleur qu'elle occasionne par
quelques-uns des moyens précédemment énu-
mérés. La douleur peut bien disparaître pour
un instant; mais, aussitôt que la dent sera de
nouveau mise en contact avec l'air, cette douleur renaîtra. Dans cette circonstance, l'extraction est le seul moyen auquel on doive
avoir recours, surtout si le *plombage,* exécuté
suivant les règles, dans les conditions, et avec
toutes les précautions que j'ai précédemment
établies, est reconnu complétement impossible, ou n'offre pas les chances d'une durée
raisonnable.

On voit donc que, quoique je me sois élevé
avec raison contre les promesses que les charlatans et une foule de personnes imprudem-

ment officieuses font à l'occasion de tant de
prétendus spécifiques, qu'ils donnent pour infaillibles, à l'exclusion de tous les autres, je ne
prétends pas que certaines substances appliquées sur une dent ne puissent contribuer à
faire cesser les douleurs dont elle peut être le
siége ; mais, je le répète, aucune de ces substances n'agit autrement que par un des
moyens dont je viens de parler, et n'a de vertu
positivement *spécifique*, dans la véritable accep-
tion de ce mot. Soutenir le contraire serait le
fait de l'imposture ou de l'ignorance.

Il reste donc évidemment démontré que
toutes les personnes qui tiennent à conserver
leurs dents, doivent, pour apaiser les douleurs
dont ces organes sont si souvent le siége, s'a-
dresser à un chirurgien dentiste. Il possède
pour cet effet tous les moyens qui peuvent être
employés avec succès, et avec cette différence
si importante à prendre en considération,
qu'il sait les employer à propos, et que, quand
la raison lui démontre qu'ils ne peuvent avoir
aucun résultat avantageux, il évite aux per-

sonnes qui souffrent un temps qui permet à
la maladie d'augmenter, en leur substituant
quelques autres remèdes. Si le mal est le résultat d'une altération profonde de la dent,
qui la met au-dessus des ressources de son
art, il en conseillera le sacrifice, et garantira
ainsi, par cette sage détermination, les parties
voisines de l'atteinte du mal qui les eût infailliblement gagnées.

§ III.

*De la nécessité de remplacer les dents extraites ou perdues
par des dents artificielles, et des précautions auxquelles
ces dernières assujettissent.*

Un dentiste expérimenté et adroit peut trouver une foule de ressources pour conserver
longtemps des dents déjà attaquées par la carie, et les rendre encore propres à remplir
leur principale fonction, qui est la trituration
des aliments. Cette vérité est incontestable, et
je crois l'avoir suffisamment démontrée dans
es derniers paragraphes, en même temps que

j'ai prouvé combien était blâmable la précipitation avec laquelle certains dentistes sacrifient des dents pour le plus léger motif et sans raison plausible.

Mais il faut avouer que notre art, quelque puissant et fertile en ressources qu'il soit, a des bornes aussi à cet égard, et que, non seulement dans un grand nombre de circonstances, l'extraction d'une dent est le seul moyen de calmer les douleurs quelquefois si affreuses qu'elle peut occasionner, mais encore qu'il est certains cas dans lesquels il vaut mieux en venir plus tôt que plus tard à ce sacrifice ; comme, par exemple, lorsqu'elle est le siége de douleurs qui se renouvellent à chaque instant, qu'isolée dans un point quelconque des mâchoires elle reste sans soutien; ou que privée de son antagoniste elle blesse le point qu'occupait cette dernière.

La douleur, fût-elle même nulle, la carie est souvent par elle-même un motif assez grave pour exiger le sacrifice d'une dent. La carie, en effet, augmente continuellement la sécrétion des fluides qui humectent la bouche; cette

salive, mêlée à la matière putrescible qui s'é-
chappe de la cavité des dents cariées, acquiert
des propriétés irritantes qui ne peuvent man-
quer d'exercer sur l'estomac une action éminemment pernicieuse; l'altération de ce liquide et le défaut d'une mastication convenable donnent lieu à de mauvaises digestions,
et prédisposent nécessairement à toutes les
maladies qui se rattachent au trouble des fonctions si délicates et en même temps si importantes que nous savons être confiées à cet
organe régénérateur.

Ajoutons à cela l'inconvénient si grand qui
résulte de l'odeur désagréable que donne toujours une dent cariée, quelque soin qu'on ait
de sa bouche, et nous verrons qu'il est plus
d'une circonstance où il devient indispensable
de sacrifier une dent, quoiqu'elle n'occasionne
aucune douleur.

L'homme d'ailleurs se voit insensiblement
dépérir, et les dents sont presque toujours les
premières parties de lui-même dont il a à dé-
plorer la perte : la nature, si prévoyante pour
la conservation des êtres qu'elle a formés, ne

semble-t-elle pas, dans cette circonstance, en contradiction avec elle-même, en nous privant d'organes dont la nécessité croît en raison directe de l'affaiblissement des voies digestives? Mais telle est la marche qu'elle suit pour accomplir ses éternels décrets, que, si elle a voulu que l'apparition des dents fût le prélude de l'accroissement de l'homme, elle a voulu aussi que, par une triste compensation, leur chute fût le signal de sa fin prochaine.

Quelle que soit la cause qui a déterminé la chute d'une dent, sa perte est toujours accompagnée de grands inconvénients; la digestion souffre, la prononciation est inexacte, et la physionomie perd de sa grâce et de sa régularité; toutes choses que nous avons suffisamment examinées en parlant, au commencement de cet ouvrage, des avantages d'une denture intacte et régulière.

Mais si notre art est forcé dans une foule de circonstances d'exercer sur les bouches quelques mutilations, il peut du moins s'enorgueillir d'effacer jusqu'à l'ombre même des inconvénients que ces mutilations entraînent après elles; car il est juste de reconnaître qu'il est le seul qui possède l'avantage si précieux de remplacer une partie de nous-mêmes par une autre partie parfaitement semblable à celle que les maladies ou un long usage ont altérée ou détruite. Ne pouvons-nous même pas dire, à cet égard, que nous avons en quelque sorte égalé la nature, puisque très souvent nos dents se carient et déterminent les plus vives souffrances, tandis que les dents artificielles, exemptes de maladies et de douleurs, sont ordinairement plus belles, et remplissent à très peu de chose près les mêmes fonctions?

Cette partie si importante de notre art, et qu'en langage technique nous nommons *Prothèse dentaire*, a dû fixer de bonne heure l'attention des hommes; aussi, quel que soit le peuple dont nous consultons l'histoire ancienne ou moderne, nous sommes presque sûrs d'y rencontrer des preuves évidentes des tentatives qu'il a faites pour réparer les premiers outrages que le temps fait à notre bouche. Les auteurs qui ont décrit les mœurs de la Grèce antique (1) ne nous apprennent-ils pas que, dans le siècle brillant d'Anaxagore et de Périclès, les jeunes filles remplaçaient les dents qu'elles avaient perdues? et aux traits acérés qu'Horace, Perse, Juvénal et plusieurs autres poëtes satiriques latins ont lancés contre les dames romaines qui employaient du fard et des dents artificielles, nous pouvons juger du fréquent usage qu'elles devaient en faire (2).

Il est bien probable que, longtemps même avant cette époque reculée, ces objets destinés à atteindre un double but d'agrément et d'utilité étaient connus dans d'autres empires, et aujourd'hui il n'est pas une nation, si peu avancée dans les beaux-arts, et par conséquent dans la civilisation, qu'elle puisse être, qui ne possède des hommes fabriquant des dents artificielles propres à remplacer les naturelles.

(1) *Voyage du jeune Anacharsis en Grèce.*

(2) Voyez surtout les *Satires* de Juvénal. — M. Duval a publié sur l'art du dentiste chez les anciens une brochure qui renferme de bien curieuses recherches, et porte le cachet de l'esprit dont sont empreints tous les écrits de ce t honorable maître.

on peut même dire qu'il n'est point d'art qui
ait fait parmi nous d'aussi rapides progrès que
celui qui a cette fabrication pour but. Quand
on compare, en effet, le dessin que donne
Fauchard des pièces qu'on exécutait de son
temps à ce qu'on fait aujourd'hui, on a quelque peine à croire que des objets aussi dispa-
rates aient été exécutés à des époques aussi
rapprochées, et on est surpris que la génération
qui nous a immédiatement précédés se soit
contentée de si peu.

Lorsque les dents artificielles sont parfaitement bien exécutées et assujetties d'une manière convenable, et qu'on a vaincu cette
première gêne qu'occasionne quelquefois leur
présence, non seulement elles imitent les dents
naturelles au point de tromper l'œil le plus
pénétrant et le plus exercé, mais elles rendent
absolument les mêmes services que ces dernières. Comme elles, elles servent à broyer les
aliments, à retenir la salive, et à procurer à
la voix une articulation distincte et facile.

Toutes les personnes qui ont eu le malheur
de perdre de bonne heure leurs dents et

surtout celles de devant, sentent l'avantage de la ressource précieuse que notre art présente à cet égard. Avoir recours à nous dans de telles circonstances, est même d'une nécessité indispensable pour tous les hommes que leur état oblige à paraître et à parler en public, et surtout pour les femmes (qui ont constamment raison de se montrer jalouses de conserver le plus longtemps possible les attributs de la beauté) parce que l'absence de quelques-unes des dents de devant occasionne toujours une difformité aussi incommode qu'apparente.

Cette précaution pour les femmes est loin d'être un objet de pure coquetterie; car, indépendamment des avantages physiques qu'elles doivent infailliblement en retirer, il n'est pas une position de la vie, dans laquelle elles n'auront occasion de s'applaudir de s'être soumises à ces moyens si simples de conserver à la voix cet accent harmonieux qui est un charme durable, et de détruire l'impression pénible que laissent l'aspect de la vieillesse et de précoces infirmités.

Oui certes ! si je n'étais arrêté par la crainte d'être soupçonné de plaider autant les intérêts de mon art que la cause de la vérité, il me serait facile de prouver qu'il n'est pas un homme qui n'aime à trouver, dans une épouse tendrement chérie, quelque chose qui, au défaut de la réalité, lui rappelle les trésors d'une bouche qu'il a aimée. Si on savait par quels ressorts secrets les affections des hommes se déterminent, on ne douterait pas que la simple apparence de quelques charmes pût exercer une profonde influence sur leurs idées, en dépit d'eux-mêmes et de la raison. En vain le plus sensé voudrait se soustraire à la puissance de quelques attraits, *fussent ils même factices*, l'idée seule de la beauté le subjugue, tandis qu'une idée contraire l'entraîne et l'éloigne malgré lui.

On se sert de plusieurs substances pour la fabrication des dents artificielles : tantôt on emploie des dents humaines, d'autres fois des dents ou défenses de plusieurs grands animaux tant terrestres qu'amphibies, telles que

les dents d'hippopotame ou cheval marin,
celles de l'éléphant qui forment l'ivoire, celles
de morse ou vache marine, et de phoque ou
veau marin. On s'est encore servi quelquefois
des dents de bœuf, de cheval, de cerf, même
de mouton; enfin, on a composé une pâte
minérale dont l'emploi a résisté aux attaques
et aux plaisanteries grossières qu'on a mal à
propos dirigées contre elle. Aujourd'hui on
accorde généralement la préférence aux dents
humaines, à celles de cheval marin ou hippopotame, et à la pâte minérale, dont on fait les
dents appelées à raison incorruptibles.

Les personnes qui sont dans la nécessité
d'avoir recours à des dents artificielles, doivent entièrement abandonner au dentiste
qu'elles auront honoré de leur confiance le
soin de déterminer lui-même la substance
avec laquelle ces dents doivent de préférence
être fabriquées. Car telle qui convient très
bien dans un cas, pourrait ne pas convenir
du tout dans un autre.

Ce conseil de laisser entièrement au dentiste
le soin de décider lui-même la nature des sub-

stances dont doit être faite chaque espèce de pièces de denture artificielle, provoque nécessairement deux questions que se posent d'elles-mêmes bien des gens.

La première de ces deux questions est celle-ci : Le dentiste doit-il faire lui-même les pièces artificielles, ou se reposer de ce soin sur un ouvrier mécanicien ?

La seconde est la suivante : A quoi peut-on reconnaître en général qu'une pièce est construite convenablement et posée suivant toutes les règles de l'art ?

Tâchons de les résoudre l'une et l'autre par des raisonnements dont tout le monde puisse facilement saisir et le lien et la portée.

Première question : Le dentiste doit-il faire lui-même les pièces artificielles ? Quand on voit ce à quoi se réduisaient, même dans le siècle dernier, comme nous venons de le dire, les objets au moyen desquels on avait la prétention de remplacer les dents, on conçoit que le dentiste pouvait se suffire parfaitement pour l'entière confection de ces objets. On n'avait alors qu'à tailler grossièrement quelques morceaux d'os ou d'ivoire, les uns en pointe, les autres carrément, suivant qu'on voulait imiter des dents antérieures ou celles du fond de la bouche, et de les attacher, soit isolément, soit en masse, au moyen de fils de soie ou de ligatures métalliques à celles qui restaient. Quand il s'agissait d'une pièce composée de plusieurs dents, on se contentait même souvent de donner au morceau d'os ou d'ivoire destiné à cet effet le contour nécessaire, et d'indiquer seulement par un trait de lime ou de scie à peu près la place que chaque dent doit occuper.

Il en est autrement aujourd'hui que le plus grand degré d'imitation possible est exigé; aussi conçoit-on sans peine que le dentiste puisse se faire aider dans la confection de ces pièces par un ouvrier mécanicien, véritable artiste qui, ayant fait une étude toute spéciale et exclusive du maniement des métaux et de toutes les substances que nous employons dans la prothèse dentaire, apportera dans les diverses opérations de ce genre une habileté et une promptitude que nous ne pourrions peut-être acquérir qu'au détriment des connaissances médicales toutes scientifiques, qui seront toujours la base même de notre art.

Mais alors, répondra-t-on, si c'est un ouvrier mécanicien, bijoutier, horloger, ou tout autre, qui confectionne ces pièces, pourquoi ne s'adresse-t-on pas directement à lui ?

Par une raison fort simple ; c'est que la fabrication des pièces en elles-mêmes n'est qu'une chose secondaire pour nous ; le point essentiel est de déterminer la substance dont ces pièces doivent être composées, de prendre l'empreinte exacte, et en temps opportun, des brèches à remplir et des objets à réparer, de tenir un compte rigoureux de l'état des parties sur lesquelles on les applique, de les fixer enfin d'une manière assez solide pour qu'elles résistent à tous les mouvements de la bouche et servent aux mêmes usages que les dents qu'elles sont destinées à remplacer, et tout cela sans qu'elles nuisent en aucune façon aux différentes parties qui leur fournissent des appuis ou des moyens d'attache.

Je ne prétends pas non plus dire par là que le dentiste doive être étranger à la fabrication de ces pièces; je soutiens au contraire très formellement qu'il doit connaître assez cette fabrication pour en diriger lui-même tous les temps, en apprécier tous les détails, en prévoir tous les résultats; mais il peut, il doit même se faire aider, et tout le monde reconnaîtra qu'il trouve dans cette précaution le moyen de conserver à ses mains une finesse de tact qu'absorbent toujours des travaux manuels trop continus, et à son esprit une liberté qu'enchaîne souvent une application trop soutenue à des choses de pur détail.

Je pense, en un mot, qu'un dentiste doit être dans son cabinet, quant aux pièces de denture artificielle, ce qu'est dans son atelier un statuaire qui conçoit et dessine lui-même son sujet, en trace toutes les divisions sur le marbre, et confie la partie purement mécanique du travail à des ouvriers subalternes qu'il a sans cesse sous les yeux, et dont il dirige pour ainsi dire la main, pour y revenir en dernier lieu et donner au tout la grâce et le fini qui en font un véritable objet d'art. C'est cette nécessité absolue de connaissances en médecine et en mécanique qui a fait de tout temps, et fera toujours de notre profession, une spécialité parfaitement distincte de toutes les autres branches de l'art de guérir; mais, par une triste compensation, c'est elle aussi qui malheureusement en facilite l'accès à une foule d'ignorants qui croient en avoir résolu toutes les difficultés quand ils sont parvenus à monter quelques dents sur les *plaques* ou *cuvettes* destinées à les recevoir.

Deuxième question : À quoi peut-on connaître en général qu'une pièce de denture artificielle est convenablement construite et bien posée? Pour résoudre cette question il faut d'abord savoir que, pour réparer les pertes qu'éprouve la bouche, nous sommes obligés avant tout de prendre l'empreinte en creux des brèches, et de faire sur cette empreinte des moules en relief sur lesquels doivent s'adapter le plus exactement possible les pièces. Or, l'opinion que les personnes étrangères à l'art doivent se faire de l'adresse et du savoir du dentiste, peut d'abord se baser sur le soin qu'il met à cette opération préliminaire, dont tout le monde est apte à juger les résultats. Notons encore qu'une pièce légère, mais bien emboîtée dans la place qu'elle doit occuper, durera infiniment plus longtemps qu'une autre plus épaisse, mais mal ajustée.

Quant aux métaux sur lesquels cette pièce doit être montée, il est bon aussi de savoir que l'or doit être préféré à tous les autres. Quelques dentistes emploient de préférence le platine ; mais rien ne justifie ce choix si ce n'est la valeur infiniment moindre du platine ; raison insuffisante, parce que, comme le fait avec raison remarquer un des hommes qui ont le mieux approfondi toutes les difficultés de notre art (1), la matière n'est rien dans une pièce de denture ; ce qui fait sa valeur c'est sa confection et rien autre chose.

Après l'emboîtement exact du moule par la pièce, la légèreté de cette dernière, la res-

____

(1) LAFORGUE ; *Théorie et Pratique de l'art du dentiste.*

semblance parfaite des dents à celles au milieu desquelles elles doivent être posées, enfin le choix des métaux qui leur servent de monture, une chose qui mérite de fixer l'attention des personnes obligées de porter ces pièces artificielles, c'est leur fixation dans la bouche, ou pour mieux dire, c'est leur moyen d'attache.

Les anciens, peu exigeants à cet égard, comme nous le savons, se contentaient de les maintenir d'abord par leur simple juxtaposition, ensuite au moyen de fils de soie ou de fils métalliques passés autour des dents voisines ; mais ce moyen avait le triple inconvénient ou de ne pas fixer les pièces d'une manière solide, ou de trahir la présence de la pièce, parce que les fils contournaient toutes les dents sur lesquelles ils se nouaient, et de déchausser celles qui servaient d'appui.

Aujourd'hui les pièces artificielles, pour peu qu'elles soient un peu compliquées, c'est-à-dire composées de trois ou quatre dents, tantôt isolées, tantôt réunies, sont généralement maintenues par des espèces de bra-

celets qui, partant des plaques sur lesquelles
sont montées les dents artificielles, et avec
lesquelles elles font corps, viennent embrasser
la partie postérieure des dents qui restent dans
la bouche.

Pour être convenablement disposés, ces
bracelets doivent être larges, embrasser exactement les parties sur lesquelles ils portent
pour n'y exercer aucun frottement ; être assez
éloignés de la pièce pour que ses mouvements
se perdent en parcourant la longueur du levier qu'ils représentent. Dans cette longueur
ils doivent être armés de petits éperons chargés de garnir les interstices dentaires et formant autant d'épines d'arrêt, depuis la pièce
jusqu'aux dents dont ils vont envelopper la
partie postérieure et les côtés. Mais reve-
nons à la confection et surtout à la composition des pièces en elles-mêmes.

En général, quand il est nécessaire de con-
struire un dentier complet ou une portion de
dentier, on se sert de la dent d'hippopotame,
qui est plus blanche, plus compacte, jaunit

moins vite, et résiste beaucoup plus longtemps à l'action de la salive que celles des
autres animaux ; mais comme sa couleur, de
même que celle de l'ivoire, est souvent nuan-
cée de stries ou taches d'un blanc plus opaque
que celui des parties qui les environnent, on
lui préfère, dans un très grand nombre de
circonstances, la pâte minérale ; ou, ce qui est
encore infiniment mieux, on conserve cette
dent d'hippopotame pour faire les bases sur
lesquelles on monte des dents naturelles ou
minérales.

Cette dernière substance, non seulement
est très dure, et n'a pas l'inconvénient de se
corrompre, puisqu'elle n'est autre chose
qu'une espèce de porcelaine ; mais on peut,
avant la cuisson, la modeler exactement sur
la forme des gencives sur lesquelles elle doit
être fixée, et donner aux pièces qu'elle compose, tant pour les dents que pour les gencives, la couleur qui doit les rendre en tout
semblables aux parties naturelles à côté desquelles elles doivent être ajustées. On fait aujourd'hui des dents minérales isolées, et même

quelques pièces composées, qui ne laissent rien à désirer tant pour l'imitation de la nature que pour la solidité.

Dans le cas, au contraire, où il ne s'agit que de remplacer une dent de devant, incisive ou canine, les dents humaines conviennent parfaitement. Mais je renoncerais pour toujours à me déclarer le partisan des dents humaines, si j'avais quelque soupçon qu'on pût penser que je ne désavoue pas hautement cette coutume barbare, qui consiste à extraire, au prix de quelque argent, une dent à un malheureux, pour la replanter immédiatement dans une autre bouche.

Je m'étonne que chez une nation aussi civilisée que la nôtre, la loi n'ait pas proscrit ce trafic odieux, dont les femmes du bon ton, dans le siècle dernier, se faisaient un jeu d'offrir le ridicule et atroce spectacle. Aujourd'hui, personne n'oserait en douter, un acte semblable serait à peine supporté de la part d'une courtisane, et les femmes de la bonne société ont toutes le cœur trop droit pour ne pas éprouver un sentiment pénible à la vue

d'un malheureux qui achète un peu d'or en
se laissant mutiler la bouche.

Lorsqu'on n'a qu'une seule dent à faire remplacer, on doit donc presque toujours donner la
préférence à une dent naturelle, qu'on aura
le soin, bien entendu, de choisir saine, belle,
et surtout semblable à celle dont elle est destinée à occuper la place : c'est là une condition *sinè quâ non*. Quelques personnes refusent
de se servir d'une dent qui a appartenu à un
autre individu, craignant qu'elle ne trans-
mette quelque maladie dont ce dernier aura
pu être atteint. Cette crainte est tout à fait
chimérique, et le raisonnement sur lequel elle
s'appuie est un véritable préjugé. Lorsqu'une
dent a été desséchée, nettoyée et préparée convenablement, elle ne conserve absolument
rien de celui qui l'a fournie, et son emploi ne
saurait offrir le moindre inconvénient.

Malgré cela, si la répugnance qu'on aurait
pour ces dents était très marquée, on aurait
tort de se faire violence : l'avantage des dents
naturelles sur les autres n'est pas tellement

grand en vérité, qu'il faille les porter au prix d'un dégoût continuel.

Si c'est au dentiste à fixer lui-même la substance dont les dents artificielles et les dentiers doivent être de préférence fabriqués, c'est aux personnes qui doivent en faire usage à se soumettre avec patience aux essais qu'il est obligé de répéter plusieurs fois, pour en assurer la confection et l'ajustement. C'est souvent à cause du peu de docilité ou de patience qu'elles ont apporté à permettre de prendre d'exactes mesures, que quelques personnes renoncent à faire usage de ces pièces.

Enfin, pour en retirer tout l'avantage qu'on peut en attendre, dans l'articulation des sons et le broiement des aliments, il ne suffit pas qu'elles soient bien faites et parfaitement ajustées, mais il faut encore que ceux qui les portent se soient habitués à leur présence. Le temps, un peu de patience et une adresse particulière, peuvent seuls vaincre les difficultés qu'on éprouve d'abord à les employer, surtout si on est resté longtemps à s'en passer. Si quelques jours suffisent pour qu'on puisse parfaitement manger avec une ou plusieurs dents artificielles, il serait également injuste d'espérer qu'un temps aussi court suffira pour des dentiers complets; car ce n'est guère qu'au bout de trois mois, et même quelquefois plus longtemps encore, qu'on parvient à les retenir dans la bouche, et à remplir tous les besoins auxquels on les destine.

Il est encore, pour pouvoir porter sans inconvénient des pièces artificielles, une condition indispensable : c'est que les différentes parties de la bouche soient dans un état de santé parfaite, surtout que les gencives soient dures et vermeilles, nullement saignantes ni douloureuses : sans cette condition, ces pièces ne tardent pas à occasionner des fluxions, et leur présence devient tellement incommode qu'on ne peut la supporter. Je pourrais citer plusieurs faits qui viennent à l'appui de cette vérité ; mais je me contente du suivant qui peut les résumer tous.

En 1835, une jeune dame de Lyon, venue à Paris uniquement pour faire soigner sa bou-

che en très mauvais état, s'adressa à moi, sur
la recommandation d'une de ses compatriotes
à laquelle j'avais appliqué, quelques années
avant, une pièce assez compliquée. Je lui con-
seillai, après mûres réflexions, de se faire extraire les deux incisives centrales, l'incisive
latérale et la première petite molaire gauches
de la mâchoire supérieure, qu'une carie humide avait horriblement ravagées, et dont la
conservation était devenue tout à fait impossible, tant par l'aspect désagréable qu'elles
donnaient à la physionomie, que par l'odeur
dont elles imprégnaient l'haleine.

Leur extraction faite, j'engageai cette dame
à prendre un peu de patience avant de songer
à leur remplacement; mais la patience, on le
sait, n'est pas, en pareille occasion surtout,
la vertu dominante des femmes. Ne voulant
donc pas se rendre compte du délai que je
demandais, elle s'adressa à un dentiste,
comme il y en a tant à Paris, qui ne voient
notre art que dans la confection d'une pièce
de prothèse, et qui lui en appliqua une presque séance tenante. Cette pièce, assez bien

exécutée d'ailleurs, ne fit d'abord éprouver qu'un peu de gêne et d'irritation ; mais, dès le cinquième jour, et même le quatrième, des douleurs sourdes se firent sentir dans toute la mâchoire supérieure ; une abondante salivation survint, toute la bouche et le palais parurent enflammés, et on fut obligé d'enlever la pièce.

Les diverses parties sur lesquelles portait la monture étaient parsemées de petits points blancs qui étaient le prélude d'autant d'ulcérations ; les gencives, n'ayant pu suivre le retrait des alvéoles, étaient boursoufflées et laissaient échapper un suintement fétide. Près d'un mois fut utile pour la disparition de ces divers accidents. Malheureusement la pièce qui s'ajustait bien lors de sa première application, ne s'ajustait plus lorsqu'on voulut la remettre en place, et je fus obligé d'en faire une nouvelle. De là découle la nécessité, quand on enlève quelques dents pour les remplacer, d'attendre que les parties se soient complétement cicatrisées, avant de rien entreprendre. Les pièces faites sur des moules pris immédiatement après une, et à plus forte raison après plusieurs extractions, ne sont d'ailleurs jamais bien justes, parce que le retrait qui se fait dans les alvéoles change nécessairement le rapport des parties. Plus d'un dentiste a compromis sa réputation pour avoir voulu trop se hâter; c'est ce que prouve le fait que je viens de rapporter.

Ce précepte souffre cependant de fréquentes exceptions pour les dents uniques montées à pivots. Il arrive souvent en effet qu'en une seule séance toute l'opération est faite : la racine qui doit servir de support n'étant pas extraite, il n'existe aucun désordre du côté de l'alvéole. Mais c'est principalement pour ces dents à pivots, qui doivent rester à demeure sur les racines encore solides sur lesquelles on les fixe ordinairement, qu'il est essentiel d'être assuré de l'état de la bouche; car la présence de ces corps étrangers, quelque adroitement placés qu'ils soient, entretient, dans ce cas, une douleur qui très souvent exige leur prompt enlèvement.

Néanmoins, si la douleur n'était que très

faible, mais qu'il survînt une fluxion qui se
terminât par un petit dépôt à la gencive
avoisinant la dent artificielle, il ne faudrait
pas craindre que cet accident passager mît dans
l'impossibilité de supporter la présence de
cette dent; car, une fois que, par des gargarismes émollients et autres moyens appropriés
à la circonstance, la fluxion aura cessé, la
racine portant le pivot reprendra insensiblement sa solidité, les petits abcès, qui quelquefois sont devenus fistuleux, se tariront, et
la dent rendra les mêmes services que celle
qu'elle a remplacée.

Si c'est au dentiste à reconnaître l'état de
la bouche sur laquelle il est appelé à ajuster
quelques pièces artificielles, c'est à la personne
qui réclame ses soins à lui fournir, par l'exposé
des accidents sous l'influence desquels elle a
perdu les dents qu'elle veut faire remplacer,
un indice certain qui réglera la détermination
qu'il pourra prendre à cet égard. Par ce moyen
le premier s'évitera le désagrément de faire une
opération inutile, et dont l'insuccès ne peut

que compromettre son art; la seconde éludera l'inconvénient d'avoir aggravé, par l'irritation que ces pièces déterminent toujours au moment de leur application, une disposition maladive que des soins, quelquefois bien légers, ou bien un simple retard, auraient pu faire disparaître.

L'oubli de cette règle m'a conduit une fois à faire sur un officier de marine une opération de prothèse dentaire qui n'a eu aucun succès.

Je ne crains pas d'en faire l'aveu, car la science doit aussi bien profiter des erreurs que des cas heureux, et on a quelquefois autant de mérite à avouer naïvement les premières qu'à trop se prévaloir des derniers. Voici le fait :

Cette personne, âgée de quarante-huit ans environ, se présenta chez moi pour se faire remplacer les six dents antérieures du bas dont la chute, suivant sa déclaration, avait eu lieu sans qu'elles fussent profondément cariées. N'ayant pas trouvé une contre-indication suffisante à l'opération dans un gonflement général des gencives que j'attribuai à l'habitude de fumer, je fis une pièce qui les premiers jours parut aussi s'ajuster assez bien ; mais elle rendit bientôt les gencives tellement saignantes et si douloureuses, qu'en moins d'un mois elle ne put plus être supportée.

La personne étant venue me trouver, je la questionnai plus longuement que dans nos premières entrevues, et des détails dans lesquels nous entrâmes il résulta pour moi qu'elle avait perdu ses dents sous l'influence d'une affection scorbutique, dont elle n'était point encore complétement débarrassée. Je l'engageai alors à suivre les avis d'un médecin, et à renoncer provisoirement à l'usage de sa pièce. Ce conseil fut suivi et, six mois après, nous pûmes avec toute certitude de succès appliquer une autre pièce, mais composée alors de huit dents, les deux premières molaires, ayant, par suite de la suppuration des alvéoles dans le cours du traitement, subi le sort des six dents primitivement perdues.

C'est particulièrement chez les personnes délicates, de constitution catarrhale, comme le sont la plupart des femmes qui ont constamment habité le centre des grandes villes, ou qui ont été affaiblies par quelques maladies de longue durée, qu'il est fréquent de rencontrer des gencives molles, et facilement saignantes, un peu gonflées, parfois même fongueuses. Cette disposition est tantôt le résultat d'une affection locale, tantôt l'expression d'une altération générale de l'économie.

Dans le premier cas, elle cède à l'usage de l'un des divers élixirs dont j'ai donné la composition dans le dernier paragraphe du chapitre précédent, employé en gargarisme; dans le second, elle ne peut être combattue avantageusement que par une nourriture fortifiante sagement réglée, l'exercice en plein air et le séjour à la campagne; par tous les moyens en un mot propres, soit à relever l'énergie de l'ensemble de l'économie, soit à rétablir l'équilibre détruit entre les fonctions.

Enfin les personnes qui portent des dents et toute autre pièce artificielles, doivent bien

se persuader qu'elles ne sont point exemptes
des soins de propreté auxquels doivent s'assu-
jettir tous ceux qui tiennent à la fraîcheur de
leur bouche, et surtout ceux qui n'ont pas une
très bonne denture.

Ces différentes pièces, quelle que soit la
matière qui les compose, réclament une très
grande propreté ; au défaut de cette propreté,
elles perdent en très peu de temps leur éclat,
se ternissent, et même elles ne tardent pas à
se couvrir de tartre, à se corroder ou se détériorer complétement, au point de ne plus
imiter les dents qu'elles doivent remplacer ou
celles qui les avoisinent, et d'entretenir dans
la bouche une très mauvaise odeur. Aussi
est-il indispensable de les enlever souvent,
même tous les jours, pour les nettoyer et les
faire réparer, et même de les renouveler au
bout d'un certain temps.

Cette précaution regarde plus spécialement
les personnes dont les digestions sont habituellement difficiles et accompagnées d'é-
chappement par la bouche de gaz, qui sont

généralement acides (1), et dont la salive est dans les conditions requises pour fournir une grande quantité de tartre. Quelque avantageuses que soient les dents artificielles faites en pâte minérale, elles ne dispensent jamais de ces soins de propreté : elles les supportent même mieux que toutes les autres.

Quant à ces soins en eux-mêmes, ils sont assez simples : ils consistent, lorsque la pièce est très propre, à la tenir plongée dans l'eau pure ou très peu aromatisée, et à l'essuyer légèrement au moment où l'on veut la mettre en place. Si elle est ternie, on la nettoie par les mêmes moyens que nous avons indiqués pour les dents naturelles, c'est-à-dire par la brosse, la poudre et l'élixir dentifrices. Si enfin elle se trouve altérée en quelques points, ce qui arrive assez facilement aux pièces faites en dents naturelles et surtout en hippopotame, qui éprouvent quelquefois dans un temps assez

(1) Cette disposition coïncide si souvent avec un état maladif des voies digestives, qu'il m'est plusieurs fois arrivé, à la simple inspection d'une pièce artificielle, de porter sur la santé de la personne à laquelle elle appartenait un jugement certain.

court une sorte de décomposition ayant avec la carie quelque analogie, on la plonge dans une eau rendue active par quelques gouttes soit d'acide hydrochlorique, soit de chlorure de chaux liquide.

Faisons encore remarquer en terminant que, lorsqu'une pièce un peu composée se détériore, il est très important de la faire examiner par le dentiste qui l'a faite, parce que très souvent un défaut partiel nuit à la solidité de l'ensemble. De là la nécessité d'en avoir constamment deux, afin qu'à la plus petite défectuosité, on ne soit pas exposé à s'en voir privé le temps qu'exigeront les réparations dont l'une d'elles peut avoir besoin.

FIN.

TABLE DES MATIÈRES.

Préface. v

INTRODUCTION OU DISCOURS PRÉLIMINAIRE DESTINÉ A FAIRE RESSORTIR L'IMPORTANCE DES SOINS QUE RÉCLAMENT L'ENTRETIEN DE LA BOUCHE ET LA CONSERVATION DES DENTS.

Des usages de la bouche sous le rapport de la vie physique. 2

De l'heureuse expression que l'intégrité de la bouche donne à la physionomie. 4

De la bouche considérée comme instrument de la parole. 7

De l'état de la médecine et de la chirurgie dentaires. 9

Des ouvrages écrits sur l'hygiène de la bouche, et de leur nullité absolue. 13

Des motifs qui m'ont fait sentir la nécessité de celui-ci. 18

CHAPITRE PREMIER.

DE LA NATURE INTIME DES DENTS, DE LEURS CARACTÈRES PHYSIQUES ET DE LEUR IMPORTANCE FONCTIONNELLE.

Du rang que les dents doivent occuper parmi les autres tissus de l'économie. 21

De leurs caractères anatomiques. 23

Des conséquences qu'il faut déduire de ces caractères anatomiques pour savoir si l'homme est plutôt carnivore qu'herbivore. 25

Erreur des physiologistes à cet égard. 26

Des dents considérées comme les instruments de la mastication. 28

De l'influence des dents sur l'articulation des sons et l'éclat de la parole. 30

De l'influence qu'a sur l'expression de la physionomie la perte totale ou partielle des dents. . . 32

CHAPITRE II.

DE LA SORTIE DES PREMIÈRES DENTS, ET DES MOYENS TANT DE PRÉVENIR QUE D'ARRÊTER LES MALADIES QU'ELLE PEUT OCCASIONNER.

§ 1.

De l'ordre dans lequel sortent les premières dents, ou phénomènes de la première dentition. . . 36

Des irrégularités qu'on rencontre fréquemment à ce sujet. 42

TABLE.   315

Tableau synoptique représentant les diverses époques de l'éruption des premières dents. . . .   44

§ II.

Des accidents auxquels peut donner lieu la sortie
des premières dents ou dents de lait.   45
Explication naturelle de ces accidents, et exagération de l'opinion générale à cet égard. . . .   46

§ III.

Des moyens de prévenir et d'arrêter les maladies
que peut occasionner la sortie des premières
dents.   57

CHAPITRE III.

DE LA SECONDE DENTITION, ET DES PRÉCAUTIONS QUI PEUVENT ASSURER LA RÉGULARITÉ DES ACTES QUI LA CONSTITUENT.

§ I.

Phénomènes de la seconde dentition, ou de la chute
des dents temporaires et de leur remplacement.   67
Tableau synoptique représentant les diverses époques de ce remplacement.   74

§ II.

Méthode simple et naturelle de rendre régulière la
sortie des secondes dents, et de prévenir ou combattre les accidents qui peuvent l'accompagner.   76

§ III.

Manière de diriger l'arrangement des dents secondaires, et circonstances dans lesquelles il convient d'enlever celles qu'elles doivent remplacer.   85

Du redressement des dents déviées, et des règles qui doivent servir de guide dans ces sortes d'opérations. 106

De l'innocuité de la lime employée avec ménagement pour raccourcir les dents trop longues, et pour séparer celles qui sont trop serrées. 113

CHAPITRE IV.

APPLICATION DES RÈGLES GÉNÉRALES DE L'HYGIÈNE OU DES LOIS DE LA SANTÉ A LA CONSERVATION DES DENTS.

§ I.

Des aliments qui conviennent à la conservation des dents et des différentes parties de la bouche. . 125

§ II.

De l'influence que les vicissitudes atmosphériques et les vêtements exercent sur le développement des maladies de la bouche et des dents. . . . 136

Conseils aux femmes sur divers objets de toilette qui peuvent avoir sur les dents une action pernicieuse. 142

CHAPITRE V.

DES RÈGLES SUIVANT LESQUELLES DOIVENT ÊTRE DIRIGÉS LES SOINS PARTICULIERS QU'EXIGE LA PROPRETÉ DES DENTS.

§ I.

Des soins journaliers qu'exige l'entretien des dents et de la nécessité de faire sentir de bonne heure leur importance aux enfants. 148

Des élixirs et des poudres journellement employés à cet effet, et des moyens de reconnaitre si ils contiennent des acides ou tout autre substance nuisible. 150

§ II.

De l'influence qu'a sur les dents l'habitude de fumer, et des précautions que nécessite cette habitude. 169

§ III.

Du tartre et de la nécessité de confier au dentiste le soin de son enlèvement. Erreur et préjugé sur l'action des instruments d'acier dont nous nous servons à cet effet. 191

CHAPITRE VI.

DES PRÉCAUTIONS PARTICULIÈREMENT APPLICABLES AUX PERSONNES QUI ONT DES DENTS ALTÉRÉES.

§ I.

De la nécessité de consulter le dentiste aussitôt que

318   TABLE.

les dents offrent quelque altération, et du danger
  des extractions de dents faites inconsidérément. 211
De la carie dentaire, de sa véritable nature, de ses
  causes et de sa propagation d'une dent à ses voisines. 217
Du plombage des dents et des précautions qui peuvent en assurer le succès. 225
De mon *ciment oblitérique* employé pour dessécher
  les caries, et de la *pâte d'argent* que j'ai substi-
  tuée à la plupart des autres moyens de plombage. 230
De la diversité des douleurs dentaires, et de la nécessité de distinguer leur véritable nature avant
  de chercher à les combattre. 244

§ II.

Des moyens de faire cesser les douleurs dentaires,
  et du charlatanisme dont ces moyens sont devenus en tout temps l'occasion. 259
De la véritable manière d'agir de toutes les substances données comme odontalgiques. 277

§ III.

De la nécessité de remplacer les dents extraites ou
  perdues par des dents artificielles, et des précautions auxquelles ces dernières assujettissent. . 280
De l'origine de la prothèse dentaire, et des progrès
  immenses que cette partie de notre art a faits
  seulement depuis moins d'un demi-siècle. . . . 284

Des substances employées à la confection des pièces
de denture artificielle. 288

De la nécessité pour le dentiste de connaître, dans
les plus grands détails, tout ce qui se rattache à
la fabrication de ces pièces, bien que pouvant
se faire aider par un ouvrier simple mécanicien. 290

Des moyens de reconnaitre si une pièce artificielle
est bien faite et si elle est posée convenablement. 294

De la patience que ces pièces exigent quelquefois
pendant un certain temps de la part des personnes qui les portent. 301

Des soins de propreté auxquels elles assujettissent
toujours. 309

FIN DE LA TABLE.